Dorothea Wettstein

Yoga im Mond für Schwangere

Dorothea Wettstein

Yoga im Mond für Schwangere

Yogaübungen zu den
12 Tierkreiszeichen
vom ersten bis zum neunten Monat

Mit Zeichnungen von
Veronika Matuszek

kettern

Der Mondphasenkalender wurde von meinem Bruder Michael Wettstein erstellt und berechnet und von Elisabeth Wettstein ausgearbeitet.
Michal Silbiger entwarf die Tierkreiszeichen.

Umschlagentwurf und Art-Design by Peter Feigl, Wien
Titelillustration: G. Maria Wetter
Gesamtherstellung: Druckerei Eugen Ketterl Ges.m.b.H.,
Kreuzbrunn 19, A-3001 Mauerbach/Wien

ISBN 3-85134-013-2

Inhalt

Für die Frauen meiner Kurse
und für meine Hebamme

Vorwort

Siehst du den Mond dort stehen?

Ich wurde vor einigen Jahrzehnten im Zeichen des Krebses geboren und weiß wovon ich spreche/schreibe: durch meine nur dunkel erinnerten Kindertage – eine Zeit jenseits aller Wirklichkeiten, eine Zeit der unendlichen Gefühle, Bilder, Geschichten und eigener Welten – hat mich der Mond als eine der wenigen Gewißheiten begleitet – ein Blick in den Himmel bestätigte mir seine Existenz, ruhig, still, unabhängig vom Lauf der Dinge und doch immer anders. Ich fühlte mich durch sein Licht und seine Ruhe beschützt und begleitet.
Mit der Schulzeit habe ich den Kontakt zu meiner inneren Welt verloren, es war eine unbegreiflich grausame Zeit der Anpassung für meine ins Phantastische verliebte Seele.
Die Welt der Wissenschaft, die grelle Beleuchtung durch den forschenden Verstand ergriff Besitz von meinem Kopf, mein Denken überschlug sich, eine Theorie jagte die andere und irgendwo stand ich und schnappte nach Luft.
Merkwürdigerweise habe ich mich dort in meiner Gesamtheit wiedergefunden, wo die Theorie Grundlage jeder Erkenntnis ist: an der Universität. Mein Soziologiestudium lehrte mich, den kritischen Verstand zu kritisieren, ich beschäftigte mich mit feministischer Philosophiekritik und legte damit den Grundstein für meine Abkehr vom reinen Rationalismus – es folgte die Beschäftigung mit der kritischen Medizinsoziologie und meine Diplomarbeit mit dem Titel *Die Eroberung der Gebärmutter* worin ich mich mit feministischer Wissenschaftstheorie, der Geschichte weiblicher Heilkunde und Untersuchungen über Gebärmutterentfernung, der zweithäufigsten Operation bei Frauen, wissenschaftlich auseinandersetzte.
Eines schönen Tages bin ich auf Adelheid Ohlig und das von ihr entwickelte *Luna Yoga* gestoßen. Ich war begeistert: endlich eröffneten sich vollkommen neue, an der Praxis orientierte Perspektiven, meinem Körper, mir selbst, auf respektvolle und heilsame Art zu begegnen.
Bei Sonja Entholzer lernte ich eine andere äußerst zärtliche und sensible Art, auf Bewegung und körperlichen Ausdruck zuzugehen. Ihre Interpretation der Feldenkraismethode, hat mich ganz wesentlich in meiner Art, Yoga zu machen, beeinflußt.

Meine erste Tochter ist zu Hause auf die Welt gekommen, in einer stürmischen Vollmondnacht im Zeichen des Krebses. Meine Hebamme meinte damals, es wäre eine „Bilderbuchgeburt" gewesen. Für mich war es ein Ereignis jenseits alles Vorstellbaren.
Während meiner zweiten Schwangerschaft besuchte ich einen Yogakurs bei Astrid Felsenreich. Von diesem Zeitabschnitt an hat mich Yoga nicht mehr losgelassen: die außerordentlichen energetischen Erfahrungen, die ich damals gemacht habe – im Lauf des Buches werde ich darauf zurückkommen – wiesen mir meinen zukünftigen Weg.
Auch meine zweite Tochter wurde zu Hause geboren, ich fühlte mich aufgrund der Vorbereitung durch Yoga wesentlich sicherer und hatte gelernt, meinen körperlichen Fähigkeiten zu vertrauen.
Die Schwangerschaft ist eine wunderbar geeignete Zeit, mit Yoga zu beginnen bzw. die Yogapraxis fortzusetzen.
Wir Frauen sind in dieser Zeit der körperlichen Um- und Neuorientierung sehr gut vorbereitet, nach Innen zu schauen, alte, für uns schädliche Bewegungsmuster aufzuspüren, durch neue zu ersetzen und achtungsvoll unsere Grenzen anzuerkennen.
Die enorme energetische Aufladung, die vom *Wurzelchakra* ausgeht, befähigt die meisten schwangeren Frauen, sehr subtile energetische Strömungen zu spüren und zu nützen.
Wenn wir während dieser Zeit des Umbruchs gelernt haben, uns selbst in allen Dimensionen wahrzunehmen, bleibt diese Fähigkeit auch für die Zeit nach der Geburt erhalten und erfüllt unser Dasein mit kraftvoller Sinnlichkeit.
So konnten sich Verstand und Gefühl doch wieder begegnen, mit meinen vielen Theorien im Kopf und dem Blick zum wechselnden Mond lernte ich die eigene *Launenhaftigkeit* (von *Luna* – der Mond) zu ihm in Beziehung zu setzen und es entwickelte sich allmählich meine eigene Art, Yoga zu machen: *Yoga im Mond.*
Yoga im Mond begleitet den Mond auf seinem Weg durch den Tierkreis und sensibilisiert uns für die spezifischen lunaren Einflüsse auf das körperliche Empfinden.

Damit der Einfluß des Mondes auf die Wasser dieser Erde greifbar wird, machen wir – im Geiste – einen Ausflug ans Meer.
Urlaub, Ferien. Du bist mit dem Schlafsack unterwegs. Spätabends, der Himmel übersät mit unendlich vielen Sternen, du suchst einen Platz zum Schlafen in respektablem Abstand vom Wasser der uralten Sehnsüchte. Sanfte Wellen brechen am Strand und ihr rhythmischer Gesang wiegt dich in den Schlaf...

Anschwellendes Tosen weckt dich aus den Träumen, du reißt die Augen auf, schaust ins Dunkel der ozeanischen Nacht – das Wasser hat sich herangeschlichen, fast leckt es mit seinen tausend Zungen an deinem Schlafsack. Die Flut ist gekommen! Wie konntest du vergessen...?
Schnell stehst du auf, begibst dich in die Sicherheit der vom Strandhafer bewachsenen Dünen.

Der Mond beeinflußt das Steigen und Fallen jeder Flüssigkeit. Der menschliche Körper besteht zum weitaus größten Teil aus dem Element Wasser.
Es sind Flüssigkeiten der verschiedensten Farben und Zusammensetzungen: Blut, Urin, Rückenmarksflüssigkeit, Zellflüssigkeit...
Yoga im Mond arbeitet mit den lunaren Einflüssen auf unsere physische, auf die psychische und auf die spirituelle Ebene.
Im Zentrum jeder Yogapraxis steht die Einheit von Körper, Seele und Geist.
Der Aufbau des Buches orientiert sich an dieser Triade: Die Yogaübungen bilden die physische Grundlage, die Ausflüge zu den Planeten und die theoretischen Ausführungen zu den einzelnen Mondständen beflügeln den Geist, und für die Seele sprechen die Geschichten, die Meditationen und die astrologischen Betrachtungen.
Der Fluß des Atems, die Atemübungen *(Pranayama)* lassen die Ebenen ineinanderströmen und bilden die Grundlage, auf der alles andere aufbaut.
Ich leite nun seit mehreren Jahren Kurse für schwangere Frauen im Hebammenzentrum und verknüpfe in jeder Einheit alle drei Elemente.
Die Frauen bestätigen mir, wie günstig sich *Yoga im Mond* auf das Befinden in der Schwangerschaft und während der Geburt auswirkt.
Immer wieder fragen sie nach schriftlichen Unterlagen und ich freue mich, daß ich diese nun endlich in Form des lang versprochenen Buches bieten kann!

Der Mond im Tierkreis

Vor ungefähr 4000 Jahren „erfanden“ die AstrologInnen Babyloniens den Tierkreis. Sie faßten bestimmte Fixsterne, vor denen die Sonne zu bestimmten Zeiten stand, zu Sterngruppen – *Sternbildern* – zusammen und benannten sie nach ihren Vorstellungen und Assoziationen.
Das Horoskop mit dem Kreislauf der 12 Tierkreiszeichen stellt die jährliche Energieentwicklung auf der Erde dar. Das entspricht den natürlichen Prozessen, dem Werden und Vergehen in der „Natur“.
Da sich durch die Bewegung der Erdachse die Planeten von uns aus gesehen im Lauf der Jahrtausende um einiges verschoben haben (alle 70 Jahre um ein Grad) sind der *astrologische* und der *astronomische Frühlingspunkt* (am 21. März) schon lange nicht mehr ident.
Der astronomische Frühlingspunkt liegt bereits an der Grenze zum Wassermann (*Wassermannzeitalter*), während die Astrologie mit 0° Widder rechnet. Die Astrologie befaßt sich mit Gegebenheiten auf der Erde, sie muß die Sternzeichen daher nicht ständig umdeuten.
Widderkraft symbolisiert eben den Frühling, das stürmische, lustvoll – wilde Hervorbrechen neuen Lebens.
Die Sternbilder üben keinen speziellen Einfluß auf uns Menschen aus, sie zeigen nur, welche Kräfte gerade besonders wirksam sind und in welches Energiesystem wir aufgrund unserer Geburtsstunde hineingeboren wurden.
Die Erde beschreibt in einem Jahr eine Umlaufbahn um die Sonne, als Folge davon scheint die Sonne in einem Jahr vor dem Hintergrund der 12 Tierkreisbilder *(Zodiakus)* vorbeizugehen.
Die gleichen Tierkreiszeichen durchläuft der Mond bei seinem 28-tägigen Umlauf um die Erde, in jedem Zeichen verweilt er ungefähr zweieinhalb Tage. Die unterschiedlichen Kräfte und Einflüsse, die mit dem jeweiligen Mondstand im jeweiligen Zeichen assoziiert werden, sind das Ergebnis jahrhundertealter Erfahrungen.
Heute besinnen sich viele auf diesen Erfahrungsschatz nicht zuletzt deshalb, weil wir in manchen Bereichen auf die Grenzen des technisch Machbaren gestoßen sind. Dies gilt auch für den medizinischen Bereich, ganz besonders dann, wenn es um die Erhaltung des Lebens an und für sich geht.
Schwangerschaft und Geburt sind Erfahrungen, die Frauen vorbehalten

bleiben und es liegt an uns, alte und neue Wege zu gehen, die sich mit unserem Recht auf Selbstbestimmung im Einklang befinden.
Yoga im Mond hilft, die Vorgänge im eigenen Körper selbst zu begreifen und gibt die Sicherheit, Entscheidungen zu treffen, da es um unsere Gesundheit und die des Babys geht. *Hebammen* und frauenorientierte ÄrztInnen werden uns auf diesem Weg begleiten und Hilfestellungen bieten.

Ich werde die unterschiedlichen Kräfte, die beim jeweiligen Mondstand auf uns, auf Körper- und Organbereiche wirken, beschreiben.
Den Tierkreiszeichen wird von alters her ein bestimmter Planet zugeordnet, wir werden zu jedem eine astronomische Reise machen.
Laß dich von den Farben, den unterschiedlichsten klimatischen Verhältnissen, dem elementaren Aufbau der Himmelskörper in eine andere Welt entführen, viele Millionen Kilometer entfernt von der Erde und doch so nah, denn der geistigen Freiheit und der Phantasie sind keine Grenzen gesetzt...

Yoga im Atemrhythmus des Mondes

Der Atemrhythmus spiegelt sich in den vier verschiedenen Phasen eines Mondzyklus:
Die Phase des **zunehmenden Mondes** entspricht dem **Einatmen.**
Energie strömt von außen nach innen, sie kräftigt und stärkt.
Während dieser Zeit konzentrieren wir uns auf die aufbauenden Impulse der verschiedenen Übungen; Energie wird gesammelt, gespeichert und gibt dir Nahrung.
Wird ein Baby im ersten Viertel des zunehmenden Mondes geboren, ist es energisch und sehr begeisterungsfähig. Konsequenz und Durchhaltevermögen sind allerdings oft weniger stark ausgeprägt.
Im zweiten Viertel des zunehmenden Mondes Geborene gelten als besonders ehrgeizig und aktiv.
Der **Vollmond** entspricht dem Zustand der **Atemfülle.**
Wir können den Einatem in seiner ganzen Fülle einen Moment stehenlassen, um uns diese Phase ins Bewußtsein zu rufen.
Die gesamte Energie wird jetzt konzentriert. Frauen, die gelernt haben, mit den Energien des Mondes zu leben und zu arbeiten, treffen sich zu Vollmond und führen damit auch heute noch eine uralte „heidnische" Tradition weiter.
Andere spüren zu Vollmond Unruhe und Erregung, klagen über Schlaflosigkeit – der Energieschub kann also nicht umgesetzt werden.
Mit *Yoga im Mond* kannst du die Vollmondenergie wahrnehmen und sie für dich und dein Baby nützen.
Zu Vollmond geborene Kinder haben in unserer logisch-analytisch geprägten Gesellschaft manchmal Schwierigkeiten, Verstand und Gefühl miteinander zu vereinbaren, besonders dann, wenn der Mond in einem Wasserzeichen (Krebs, Skorpion, Fisch) steht.
Die Phase des **abnehmenden Mondes** wird mit dem **Ausatmen** assoziiert.
Die Energie strömt von innen nach außen, sie reinigt und klärt.
In dieser Zeit unterstützen die Yogaübungen das Aufspüren und Loslassen von Spannungszuständen.
Im Lauf der Jahre legen wir uns einen Muskelpanzer zu, der uns gegen Kränkungen jeder Art schützen soll. Dieser Panzer schützt aber nicht nur, er macht uns auch unbeweglich und Körperstrukturen verhärten sich.

Denn *„Mauern, die schützen, halten auch das Leben fern“.*
Zudem wird der Energiefluß blockiert und das Aufsteigen der *Kundalini* (siehe *Kundalini – Pranayama*) verhindert. Es kommt zu einer energetischen Unterversorgung dort, wo der Fluß unterbrochen ist und zu einem Energiestau vor der Blockade, ganz ähnlich wie bei einem Staudamm.
Das Aufspüren der Verspannungszustände ist eine wichtige Voraussetzung, damit Energie wieder ungebremst fließen kann.
Mit Yoga kannst du diese Spannungen für dich sichtbar machen. Wahrscheinlich bist du der Notwendigkeit all dieser Schutzmechanismen entwachsen, und es ist höchste Zeit, Hand an sie zu legen!
Die Phase der Geburt symbolisiert das Ausatmen, das Loslassen eines Zustandes, der dich neun Monate mit zunehmender Intensität begleitet hat.

Geburtsatem

Beim *Geburtsatem* legst du besonderes Augenmerk auf das Ausatmen. Wenn eine Wehe beginnt, kannst du dich in bequemer Haltung hinsetzen, legen, umhergehen oder wonach dir sonst ist. Du atmest langsam und sanft durch die Nase ein. Dabei spürst du, wie sich dein Bauch ausdehnt, noch größer und runder wird. Dann läßt du deinen Atem langsam durch den Mund ausströmen, kannst das Ausatmen durch einen Ton, einen Stöhn- oder Klagelaut noch verstärken. Mit dieser Atemmethode wird *Anant vayu* angeregt, jene subtile Energie, die während der ganzen Schwangerschaft wirksam ist und dich bei der Geburtsarbeit in einen rauschähnlichen Zustand versetzt, damit die Schmerzen nicht so stark spürbar sind.
Die langsame, sanfte Atemweise beruhigt den Geist und macht es möglich, daß *Anant vayu* stark und positiv wirkt.
Auch *Apana vayu,* die zweite aktive Kraft beim Gebären, wird durch den Geburtsatem unterstützt. *Apana vayu* fördert alle nach unten gerichteten Funktionen im Körper und preßt das Baby in die Vagina. Das langsame Atmen erzeugt einen Rhythmus, bei dem das Ausatmen verlängert wird. Im Idealfall ist der Ausatem doppelt so lang wie der Einatem, doch ist dies nur ein Richtwert, der für dich ideale Rhythmus stellt sich von selbst ein.

Bei **abnehmendem Mond,** im *Dritten Viertel* geborene Kinder (von Vollmond bis zum abnehmenden Halbmond) gelten als kontaktfreudige und beziehungsorientierte Persönlichkeiten und im *Vierten Mondviertel*

Geborene sind oft ausgeglichen und gelassen. Ihre philosophische Weitsicht macht sie zu guten ProblemlöserInnen.
Bei **Neumond** hat der Mond ausgeatmet, die Zeit steht still für einen kurzen Augenblick des Rückzugs und des Innehaltens. In dieser Zeit sind die Kräfte der Reinigung und der Auflösung besonders wirksam. Neumond verkörpert den Sog nach Innen, das *Schwarze Loch,* das Energie schluckt und zugleich alle Kräfte birgt. Neumond – die dunkle, beängstigende, geheimnisvolle Kraft der Tiefe.
Weise Frauen raten von magischen Ritualen jeder Form ab.
Neumond ist der ideale Zeitpunkt für einen Fasttag.
Fasten bedeutet sicher für jede Frau etwas anderes: die eine zieht sich zurück, meditiert und nimmt gar keine Nahrung zu sich, die andere macht einen „Obsttag" – der in der Schwangerschaft besonders zu empfehlen ist, wenn sich deine Wasser irgendwo stauen – und die dritte verzichtet auf tierische Nahrungsmittel. Such dir deine Art zu fasten.
Nimm dir zu Neumond ein paar Minuten Zeit, setz dich bequem hin, laß deinen Atem ins Becken fließen und konzentriere dich auf den Moment des Ausgeatmetseins. Während du deinen Ausatem stehen läßt, nimm dir vor: „Ich will heute fasten." Welche Assoziationen, welche Bilder tauchen aus deiner Tiefe? Nimm dir vor, dich daran zu halten und spüre am Abend, wie es dir damit gegangen ist.
Es heißt, daß bei Neumond-Geborenen Gefühle und bewußtes Wollen harmonieren und daß das familiäre Leben und schöpferische Aktivitäten in Einklang gebracht werden können.
Bei Neumond kehrt uns der Mond seine dunkle, der Sonne abgewandte Seite zu und AstronomInnen nützen die Finsternis zur Beobachtung des Sternenhimmels.
Vielleicht hast du Lust bekommen, herauszufinden, in welcher Mondphase du selbst geboren bist und ob das irgendeinen der angedeuteten Einflüsse hat.
Manchmal steht der eigene *Menstruationszyklus* mit der Mondphase in der du geboren bist, in engem Zusammenhang. Frau spricht vom *Mondeisprung,* d.h. du hast den Eisprung in der gleichen Mondphase, in der du geboren bist.
Ich selbst habe beobachtet, daß sich der Zeitpunkt meiner Menstruation auf den *Geburtsmond* meiner Töchter eingestellt hat. Meine ersteTochter ist ein Vollmondmädchen, ich bekam einige Jahre, bis zu meiner zweiten Schwangerschaft die Regel um den Vollmond, die zweite Tochter wurde ein paar Tage vor Neumond geboren, und seither menstruiere ich um diese Zeit.

Die folgende Atemübung, der *Mondatem,* verbindet die verschiedenen Phasen des Mondes mit dem Atemrhythmus. Der *Mondatem* vertieft den Atemfluß und beruhigt ihn.

Mondatem

Leg dich bequem auf den Boden, wenn das Liegen mit ausgestreckten Beinen unangenehm ist, kannst du sie auch aufstellen.

a. Beim **Einatmen** stützt du zuerst deine Arme auf die Ellbogen auf, läßt sie beim weiteren Einatmen hinter den Kopf schweben und legst sie dort ab. Spüre den Zustand des Eingeatmetseins, der Fülle – Vollmond –
Wie fühlst du dich jetzt?
Laß den Einatem für ein paar Augenblicke stehen, spüre, wie er dich ganz ausfüllt.
b. Beim **Ausatmen** schweben deine Arme im Halbkreis über deinen Kopf und du legst sie wieder neben dich, spürst den Zustand des Ausgeatmetseins, der Leere – Neumond –
Wie fühlst du dich jetzt? Welche Bilder entstehen vor deinem Inneren Auge?
c. Wenn der Impuls zum **Einatmen** kommt, stützt du die Ellbogen wieder auf, läßt sie beim weiteren Einatmen über den Kopf schweben, usw.

Erinnere dich an das Atemgefühl, das dir der *Mondatem* vermittelt, während du die Übungen machst und nimm es auch in deinen Alltag mit.

Yoga im Mond – Grundhaltungen

Entspannungshaltung – Totenstellung

Die Totenstellung ist die klassische Entspannungshaltung der verschiedensten Yogarichtungen.

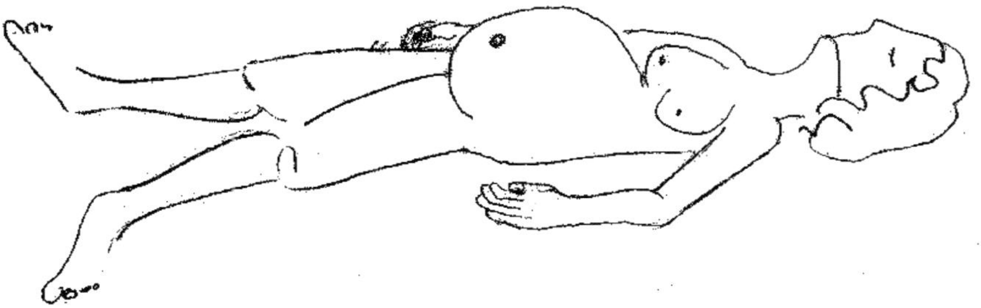

Du liegst vollkommen entspannt am Boden, Arme und Beine fallen breit auseinander, die Augen sind geschlossen, der Blick ist nach Innen gerichtet.
Oft legen wir unsere Gliedmaßen zu nah an den Körper und können uns dann nicht wirklich fallen lassen.
Es gibt eine einfache Möglichkeit, den für dich richtigen Abstand herauszufinden: bitte deinen Partner/eine Freundin deine vollkommen entspannten Arme und Beine nacheinander ein Stückchen vom Boden aufzuheben, sie wieder auf den Boden zurückzulegen und zwar dorthin, wo sie sich „hinlegen wollen".
Bei fortgeschrittener Schwangerschaft ist es für manche Frauen unangenehm, mit ausgestreckten Beinen am Boden zu liegen – du stellst sie dann am besten auf.
Schwangere können sich nach meiner Erfahrung besonders gut und tief entspannen.

a. Spüre das Liegen am Boden, stell dir vor, daß du bei jedem Atemzug ein bißchen tiefer sinkst.
Beim **Einatmen** wölbt sich dein Bauch nach oben und du spürst, wie sich der untere Rücken gegen den Boden schmiegt.

Beim **Ausatmen** läßt der Druck gegen den Boden nach und du sinkst noch ein Stückchen in den Boden hinein.

b. Geh mit deiner Aufmerksamkeit zu den Füßen: spüre den Unterschied zwischen linkem und rechtem Fuß, die möglicherweise unterschiedliche Neigung der Fußsohlen.

c. Wie liegen die Beine am Boden? In welchen Bereichen fühlen sie sich schwer an? Gibt es Unterschiede zwischen linker und rechter Seite?

d. Dein Becken liegt besonders schwer am Boden. Spüre, wie dein Atem tief ins Becken fließt, zu den Eierstöcken, in die Gebärmutter, zum Baby; deine Scheide bewegt sich im Atemrhythmus.

e. Geh mit deiner Aufmerksamkeit zum Rücken und zur Wirbelsäule. Welche Wirbelkörper haben Bodenkontakt, welche nicht? Laß den Atem die Wirbelsäule hinauf- und hinunterfließen und achte besonders auf weniger durchgängige Stellen.

f. Deine Arme und die Hände liegen vollkommen entspannt am Boden, die Wärme und die Schwere fließen bis in die Spitzen deiner Finger.

g. Die Schultern liegen entspannt am Boden. Spüre einen möglichen Unterschied zwischen linker und rechter Schulter, zwischen linkem und rechtem Schulterblatt.

h. Dein Kopf liegt sehr schwer am Boden. Der Einatem fließt durch die Nase, durch den Rachen und die Luftröhre in die Lunge, der Ausatem fließt wieder durch die Nase hinaus.
Mund und Kiefer sind locker und vollkommen entspannt.
Die Augen ruhen entspannt in ihren Höhlen.
Gedanken ziehen durch dein Gehirn, gleich den Wolken am Himmel und ein sanfter Wind bläst sie fort.

Bleib zehn bis fünfzehn Minuten in der Totenstellung und komm dann langsam in das Hier und Jetzt zurück. Wenn du wirklich gut entspannt bist, kann das sogar ein paar Stunden Schlaf ersetzen.
Auch während der Geburt wirst du viel Kraft und Energie aus der tiefen Entspannung schöpfen!

Entspannungshaltung – Seitenlage

Für die klassische Entspannungshaltung in der Seitenlage gilt folgendes:

a. Du legst dich auf eine Seite; der Kopf ruht auf dem bequem nach oben weisenden Arm.

b. Das am Boden liegende Bein ist leicht abgewinkelt, das obere Bein ist gebeugt, das Knie berührt den Boden vor dir, der Fuß liegt in der Kniebeuge des unteren Beins.

c. Die obere Hand ruht hinter dem Rücken, ungefähr in der Höhe der Taille.

d. Spüre den tiefen Fluß deines Atems richte deinen Blick nach Innen, ganz ähnlich wie bei der *Totenstellung*.

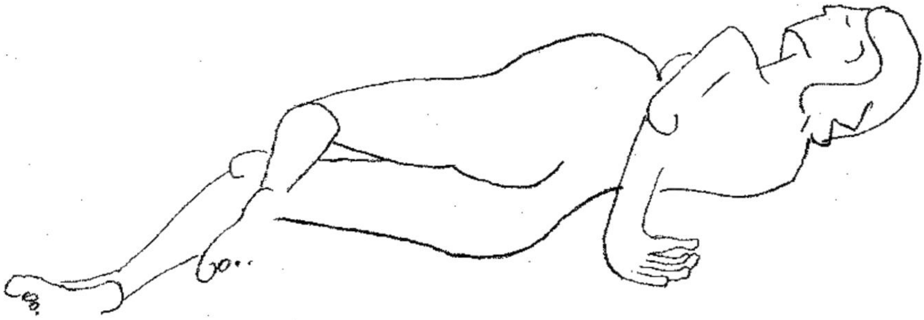

Du kannst dich für die Entspannung auch in jede andere bequeme Seitenlage begeben, probiere einmal auch die „klassische" aus, möglicherweise ist es so am angenehmsten!

Entspannungshaltung – Kind mit übereinandergelegten Fäusten

Diese Entspannungshaltung eignet sich besonders für die Schwangerschaft, auch wenn der Bauch schon sehr groß geworden ist. Du kannst zwischen den Yogaübungen (oder auch in den Wehenpausen) immer wieder in diese Form des *Kindes* gehen, es entspannt wunderbar den Rücken und begleitet dich auf der Reise zu deinem *Inneren Selbst*.

Die übereinandergelegten Fäuste entspannen das Gesicht und fördern deine Intuition. Du solltest einmal die linke, dann wieder die rechte Faust nach unten, also auf den Boden, stützen.

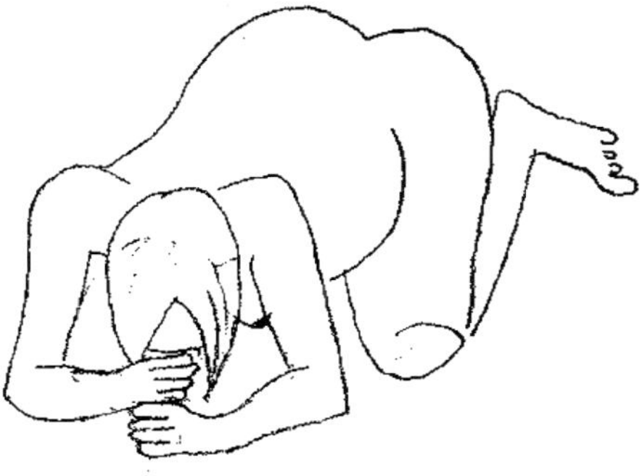

a. *Fersensitz*, die Knie sind geöffnet.

b. Beug dich mit rundem Rücken nach vorne, leg die Fäuste übereinander auf den Boden und darauf das *Dritte Auge* (den Bereich zwischen den Augenbrauen).

c. Dein Atem fließt die Wirbelsäule hinauf und hinunter, bis zum Kreuz- und Steißbein.
Spüre, wie sich dein unterer Rücken im Atemrhythmus bewegt.

d. Genieße diese eingerollte, zurückgezogene Haltung und fühl dich ganz wohl in der dich schützenden Hülle deiner Haut, deines Atems und deiner Energie.

Yogasitz

Der Yogasitz ist eine Grundhaltung, der zwei Grundgedanken des Yoga vereint:
Du bist durch das Sitzen am Boden gut geerdet und durch die aufgerichtete und gerade Wirbelsäule mit den kosmischen Energien verbunden.
Die geöffnete Haltung der Oberschenkel unterstützt die Lösung von Spannungen im Beckenbereich und dehnt den Geburtsweg.
Vielen Frauen ist der Yogasitz von Anfang an angenehm, manche klagen darüber, daß die Beine einschlafen oder daß die Haltung ihren Rücken überanstrengt.
Wie immer mußt du auf dich selbst hören, kannst die Beine nach einer Weile ausstrecken, dich gegen die Wand lehnen oder es dir auf einem Yogakissen bequem machen.
Es ist aber vor allem eine Frage der Übung – du wirst sehen, daß du in relativ kurzer Zeit Fortschritte machen und dich dann immer länger im Yogasitz wohlfühlen wirst.
Viele spüren im Yogasitz zum ersten Mal bewußt das Gefühl, mit *geradem Rücken* zu sitzen – und *das ist immens wichtig* in einer Zeit, wo schon Kinder und Jugendliche von Haltungsschäden betroffen sind.

a. Du sitzt im *Schneidersitz* am Boden. Spüre den Kontakt zum Boden und die beiden Knochen auf denen du sitzt, die *Sitzhöcker.* Schaukle zwischen diesen Knochen hin und her, bis du die Mitte gefunden hast.

b. Geh mit deiner Aufmerksamkeit zum Becken. Du kannst es zurückbeugen, so daß du ein leichtes Hohlkreuz spürst, du kannst es nach vorne bewegen, wobei sich dein Rücken rundet. Finde eine ideale Haltung dazwischen, das Becken ist dann eine Spur nach vorne geneigt und zieht den unteren Rücken in die Länge.

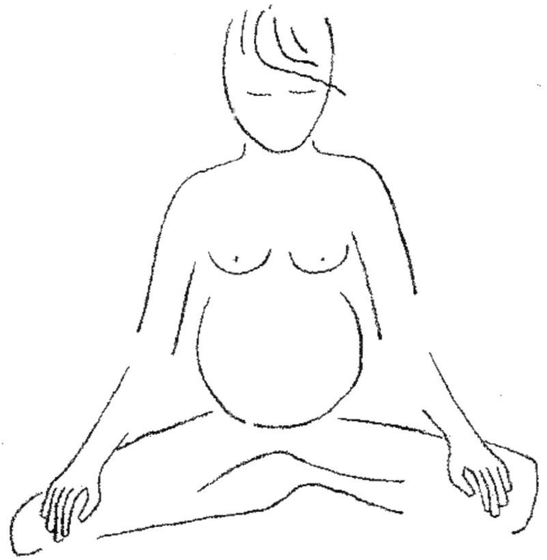

Das ist ganz besonders wichtig, da dies der Neigung zum Hohlkreuz vorbeugt, wozu viele in der Schwangerschaft neigen!
Durch die leichte Neigung des Beckens nach vorne wird ein leichter Tonus in den Gedärmen erzeugt, der die Verdauung unterstützt und fördert.
Laß den Atem tief in dein Becken fließen, beim **Einatmen** wird der Bauch noch größer, noch runder, beim **Ausatmen** sinkt er zurück. Beim Einatmen erhöht sich auch der Druck auf die Sitzhöcker, beim Ausatmen läßt der Druck ein wenig nach.

c. Zwischen den Sitzhöckern wächst deine Wirbelsäule empor, sie ist aufrecht und gerade, ein Wirbel liegt über dem anderen, dazwischen spürst du die Zwischenwirbelscheiben.
Der Rücken ist breit und aufgerichtet.

d. Die Schultern sind locker und vollkommen entspannt, die Wärme fließt über deine Arme bis in die Fingerspitzen.

e. Auf der Halswirbelsäule sitzt dein Kopf, nimm ihn wahr als Verlängerung deiner Wirbelsäule.

f. Stell dir jetzt vor, daß dein Atem die Wirbelsäule hinauf- und hinunterfließt und deinen Bauch, dein Becken, das Baby mit Sauerstoff und Energie versorgt.
Genieße diese Hinwendung zu dir selbst und laß die aufkommenden Gedanken vorüberziehen.

Baum (Berg, Palme)

Der *Baum* ist die Yogagrundhaltung im Stehen.

a. Du stehst in sehr bequemer Haltung am Boden, die **Füße** zirka hüftbreit auseinander, die Zehen zeigen andeutungsweise nach innen.

b. Die **Knie** sind locker, etwas gebeugt (vergiß auch im Alltag nicht, dich hin und wieder deinen Knien zuzuwenden. Sind sie locker und geschmeidig, so kann die Energie fließen.)

c. Das **Becken** ist frei beweglich. Schwinge es ein paar Mal ganz sanft vor und zurück, richte dann die Aufmerksamkeit zum unteren Rücken, zum Kreuz- und Steißbein; beobachte, ob dein Becken nach hinten gekippt, also im Hohlkreuz ist.
Viele Frauen neigen zum Hohlkreuz, besonders in der Schwangerschaft, wenn das Gewicht des Bauches immer mehr nach vorne zieht. Für die Wirbelsäule und die Bandscheiben ist das eine große Belastung.
Es ist daher sehr wichtig, den unteren Rücken zu strecken, um Kreuzschmerzen in der Schwangerschaft und danach vorzubeugen.
Der Rücken, die Wirbelsäule werden gestreckt, wenn du das Becken leicht nach vorne holst, so daß es sich angenehm und entspannt anfühlt. Die Streckung erhöht den *Tonus* („Halt") in den Gedärmen, was wiederum die Verdauungsorgane entlastet und unterstützt. (Mach die Gegenprobe: streck die Knie durch und beug das Becken zurück, wie fühlt sich das Stehen jetzt an? – danach kehre in den *Baum* zurück.)

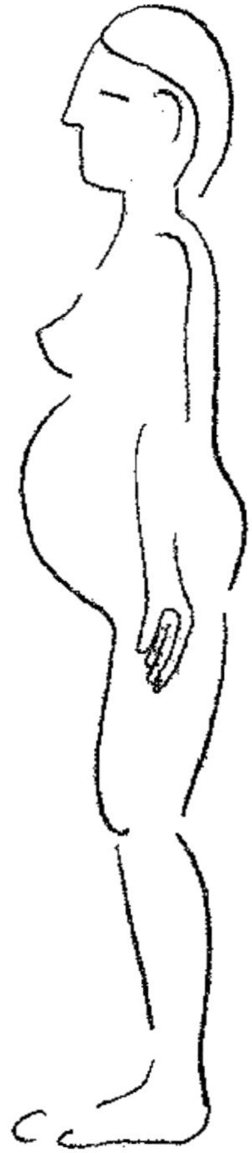

d. Die Wirbelsäule ist aufrecht und gerade.

e. Die Schultern sind locker.

f. Du spürst deinen Kopf als Verlängerung der Wirbelsäule. Auch er ist aufgerichtet. Manchmal hilft die Vorstellung, der Kopf wäre an einem unsichtbaren Band in Richtung Himmel orientiert.

g. Spüre den *Baum,* stell dir vor, daß Wurzeln an deinen Füßen wachsen und daß du durch sie beim **Einatmen** Energie aus dem Boden saugst wie der Baum Wasser und Mineralstoffe.
Die Energie verteilt sich in deinen ganzen Körper.
Du läßt den **Ausatem** verströmen, er hüllt dich ein und sinkt langsam zu Boden. Mach dir bewußt, daß die Bäume das Kohlendioxid, das in deiner Ausatemluft vorhanden ist, zum Atmen brauchen, genauso wie du den Sauerstoff, den sie während ihres Atmungsprozesses hervor-

bringen. Spüre die Verbindung zu den Wäldern deiner Sehnsucht, deines Rückzugs und deiner Erholung.
Du kannst auch in die rauhe und rissige Rinde deines Lieblingsbaumes schlüpfen, seine Gestalt annehmen und bald wirst du bemerken, daß der Wind mit deinen Zweigen spielt...

Schmetterling

Der *Schmetterling* ist nicht nur während der Schwangerschaft jeder Frau zu empfehlen. Die Übung fördert die Durchblutung der Beckenorgane und es können Verspannungen im Beckenbereich wahrgenommen und durch das sanfte „Flügelschlagen" gelockert und mit der Zeit gelöst werden. Der *Schmetterling* dehnt den Geburtsweg und sollte deshalb regelmäßig geübt werden.

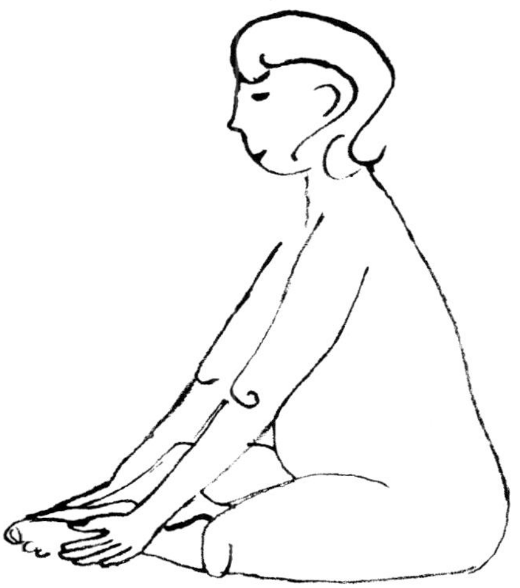

a. Grundhaltung: *Schmetterling*. Du sitzt mit möglichst geradem Rücken in einer gegrätschten Haltung, wobei sich deine Fußsohlen berühren, die Hände halten die Füße. Je näher du die Füße an den Körper heranziehst, desto stärker ist die Dehnung.

b. Beginne, sanft mit „den Flügeln zu schlagen", d.h. deine Beine wippen auf und ab. Spüre, wie die Bewegung von deiner Mitte ausgeht und laß deinen Atem in diese Mitte fließen.

c. Das Wippen hört auf und du läßt die Schwerkraft wirken, die Knie werden von ihrem Gewicht Richtung Boden gezogen. Spüre, wo du zurückgehalten wirst und versuche, beim **Ausatmen** ganz weich zu werden und loszulassen.

Yoga im Mond zu jedem Tierkreiszeichen

Es gibt bestimmte Spür- und Atemübungen, die du jeden Tag machen solltest.
Besonders wichtig für eine optimale Energieversorgung während Schwangerschaft und Geburt ist die Atemübung *Apana vayu* und die *Beckenschaukel,* die *Beckenorgane* und Beckenboden stärkt.
Andere Übungen, die insbesondere den Beckenboden kräftigen, kannst du im Kapitel *Mond im Skorpion* nachlesen. Diese Übungen sind für uns Frauen sehr wichtig, nicht nur während einer Schwangerschaft. Das ständige Training der Muskulatur des Beckenbodens sorgt für die Gesundheit aller Beckenorgane, beugt einem Vorfall der Gebärmutter vor, stärkt die Mutterbänder, verhindert das berüchtigte „Blasentröpfeln" *(Inkontinenz),* fördert die Empfindsamkeit und entfacht das Feuer der Lust und der Liebe!

Atemübung Apana vayu

Dieses Pranayama stimuliert das *Wurzelchakra,* das Energiezentrum im Bereich des Dammes und preßt *Prana* (Lebensenergie) in alle Teile des Körpers. Sie hilft auch gegen Hämorrhoiden und Verstopfung.
Während der Schwangerschaft ist es gut, sie täglich zu üben, weil sowohl die Beckenorgane gestärkt werden, als auch die nach unten stoßende Energie *Apana vayu,* die dir hilft, bei der Geburt das Baby in die Vagina und aus ihr herauszupressen. Außerdem bringt dich *Apana vayu* in einen Zustand, in dem du die Schmerzen während der Geburt nicht mehr so stark spürst.
Du kannst sie auch gleich nach der Geburt machen, damit die Sexualorgane bald wieder ihre urspüngliche Form annehmen.
Im Wochenbett wirkt *apana vayu* ausgleichend auf die starken Hormonschwankungen und kann einer *Wochenbettdepression* vorbeugen.

a. Sitze im *Schmetterling.*
b. Wippe mit deinen „Flügeln" ein paar Mal auf und ab, und spüre, daß

die Bewegung von deiner Mitte ausgeht, daß sich deine Vagina ein wenig öffnet, während sich die Knie Richtung Boden bewegen.

c. Laß die Schwerkraft auf deine Knie wirken, spüre, wie sie beim **Ausatmen** Richtung Boden sinken.

d. **Atme** langsam **ein,** laß deinen Atem stehen und neige das Kinn zur Brust hinab.

e. Spanne die Afterschließmuskulatur in schneller Folge an und entspanne sie wieder, der Atem bleibt stehen, mache etwa zwanzig Kontraktionen während eines einzigen **Einatems.**

f. Bevor du ausatmest, hebe langsam das Kinn und **atme** dann sanft durch die Nase **aus.**
Mach diese Übung zwei bis drei Mal.

Martina hat mir von ihren Erfahrungen mit *apana vayu* während der Preßphase erzählt:
„Als die Hebamme sagte, das Kinn zur Brust und drücken, drücken, drücken, ist mir die Atemübung eingefallen, die wir sooft geübt haben und dann hab ich die Kraft gespürt und die Schmerzen waren weg, ich hab gar nichts mehr gespürt und dann ist alles wie am Schnürchen gegangen. Peter, mein Mann, hat nachher zu mir gesagt: ‚Plötzlich bist du ganz anders geworden, vollkommen verändert und du hast es gemacht, als würdest du immer nur gebären.'"
Petra, die ihr Baby in der Steißlage ohne Schwierigkeiten zur Welt brachte, meinte, daß die „Atemübung im Schmetterling während der Preßphase total gut ist, du mußt das unbedingt den anderen Frauen sagen, sie brauchen sich nicht fürchten!"

Beckenschaukel

a. Du liegst am Boden, stellst deine Beine auf, die Hände legst du auf deine Hüften. Spüre den Rücken am Boden. Laß deinen Atem in den unteren Rücken fließen und spüre, wie dieser beim **Einatmen** den Druck gegen den Boden erhöht. Beim **Ausatmen** läßt der Druck ein wenig nach. Richte die Aufmerksamkeit auf deine Beckenorgane: Eierstöcke, Gebärmutter, Muttermund, Vagina, Venuslippen. Sie alle schwingen im sanften Rhythmus deines Atems.

b. Beim **Einatmen** bewegst du die Hüftgelenke Richtung Oberschenkel, der untere Rücken hebt sich vom Boden ab und es entsteht eine kleine Wölbung.

c. Beim Ausatmen drückst du den unteren Rücken gegen den Boden und holst das Becken zu dir, Richtung Nabel.
d. Laß das Becken ein paar Mal im Atemrhythmus hin und her schwingen. Genieße die Bewegung.
e. Nun kommt das Training der Muskulatur des Beckenbodens dazu: Beim **Einatmen,** wenn du dein Becken Richtung Oberschenkel bewegst, ist der Beckenboden vollkommen locker und weich, beim **Ausatmen,** während sich der untere Rücken gegen den Boden schmiegt, spannst du die Scheiden- und Afterschließmuskulatur kräftig an.
f. Übe im Atemrhythmus, solange es angenehm ist.
Die Beckenschaukel macht die Verbindung zwischen Kopf und Bauch bewußt: je nachdem, ob du deinen Beckenboden anspannst oder ihn entspannst, löst das andere Empfindungen im Mund- und Kieferbereich aus.
Ist der Beckenboden gespannt, sind auch im Mundbereich Spannungszustände wahrnehmbar und umgekehrt. Spüre diese Verbindung und mach sie dir bewußt.
Für die Geburt oder für anstrengende Situationen im Alltag können wir aus dieser Übung einiges lernen: Nicht *die Zähne zusammenbeißen,* sondern locker bleiben, dann kann ich in Situationen, die meine ganze Kraft fordern, auch wirklich mein gesamtes Energiepotential nutzen!

Die nächste Übung wird dir viel Kraft geben, sie ist eine klassische Mondübung für die Schwangerschaft:

Mondgruß im Stehen

Der Mondgruß trainiert die Muskulatur der Oberschenkel, kräftigt die äußere sowie die tiefer liegende Muskulatur des Beckenraumes, stärkt das *Hara* und fördert die aktive, nach außen gerichtete Energie.

a. Steh in einer bequemen *Grätsche,* die Füße sind parallel.
b. Dreh einen Fuß nach außen, so daß die Fersen in einer Linie bleiben.
c. Geh in die Knie, wenn du weit hinunter gehst, ist das zwar anstrengender, dafür umso wirkungsvoller!
d. *Hole deinen Mut vom Brustbein* und breite die Arme zur Seite, spüre das Aufgehen zwischen den Schulterblättern.
e. Dreh deinen Oberkörper zum Fuß, der nach außen zeigt.
f. Laß deine Hände über den Kopf zusammenkommen, schau „zum

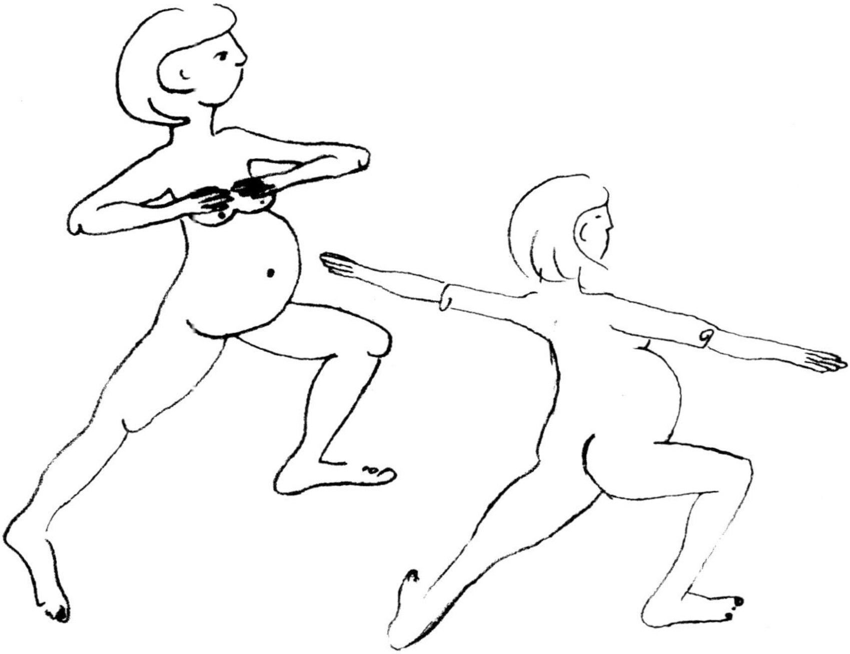

Mond" zwischen deinen Armen und dehne dabei den Rücken. Der Atem fließt ruhig und tief.

g. Löse die Haltung langsam: Breite die Arme zur Seite, dreh das Bein zurück, komm in die aufrechte Grätsche, laß die Arme sinken und spüre im **Baum** nach.

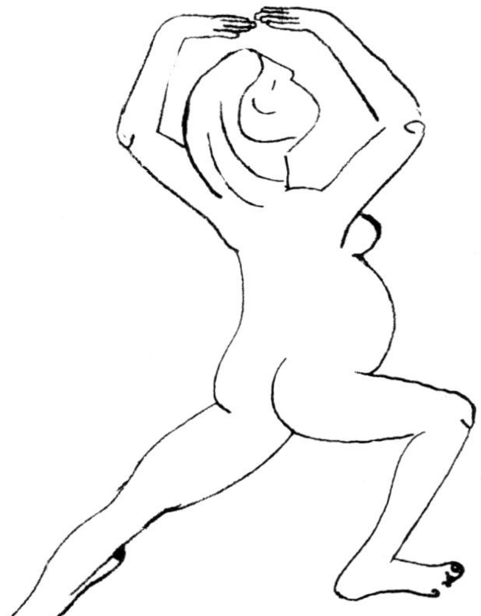

Die Sieben Energiewirbel

Mit der Reise durch die Sieben *Chakren* (Energiezentren) habe ich erstaunliche Erfahrungen mit schwangeren Frauen gemacht: Sie spüren die „wirbelnden Energien" oft schon bei der ersten Phantasiereise, auch wenn sie keine Yogaerfahrung mitbringen.
Besonders sensibel sind Schwangere gegenüber Blockaden, die den Energiefluß stauen.
Sie sagen: „Bei mir hört das Gefühl beim Hals auf." Oder: „Bei mir geht es nur bis zur Brust." Natürlich gibt es die verschiedensten Übungen, um die Blockaden der einzelnen Chakren durchlässig zu machen.
Ich selbst habe meine Begeisterung für Yoga diesen wirbelnden Energien zu verdanken.
Im Yogakurs für Schwangere spürte ich zum ersten Mal die gewaltige Kraft des *Wurzelchakras* und lernte damals, die Energie in für mich nicht sehr erfreulichen Situationen zu nutzen: wenn ich nicht schlafen konnte, weil mir der Bauch im Weg war, wenn sich ängstliche Vorahnungen breitmachten, wenn mein Magen rebellierte...
Meine Yogalehrerin, die ich daraufhin angesprochen habe, sagte, und ihre Worte klingen heute noch in meinen Ohren: „Da bist du aber schon sehr weit."
Heute weiß ich, daß sehr viele Schwangere diese Energien spüren können und es liegt mir ganz besonders am Herzen, meine Erfahrung weiterzugeben.

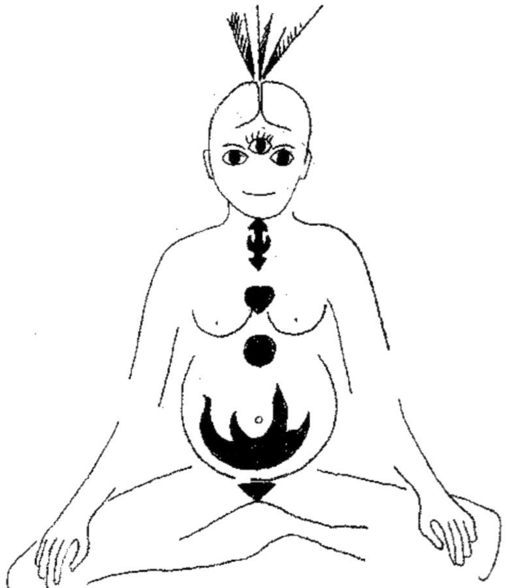

Wurzelchakra – Wirbelndes Zentrum des Lebens

In der Schwangerschaft und während der Zeit des Stillens ist es das mächtigste Energiezentrum. Du spürst es im Bereich des Dammes (Verbindung zwischen Scheide und After), am Grund der Wirbelsäule. Seine Energie ist mit dem Element Erde verbunden.
Dem Wurzelchakra wird die grundsätzliche Erhaltung des Lebens zugeordnet, das Überleben an und für sich: Essen, Trinken, Schlafen und die Fortpflanzung.
Hier entfaltet sich der Geruchssinn und damit auch die tierischen, wilden Instinkte: die Löwin, die Wölfin, die Bärin ... in uns.
„Unsere spirituellen Zweige können nur so hoch wachsen, wie tief unsere Wurzeln im Boden von Mutter Erde eingepflanzt sind."
Die Farbe des Wurzelchakras ist ein strahlendes Gelb, Sonnengelb, die Farbe, die strahlende Fröhlichkeit und Lebenslust vermittelt.
Die nach unten wirkenden Kräfte – *anant vayu* und *apana vayu* – sind hier zu Hause.
Beim *Geburtsatem* (siehe Kapitel *Yoga im Atemrhythmus des Mondes*) und bei der *apana vayu*-Atemübung (siehe Kapitel Y*oga im Mond zu jedem Tierkreiszeichen*) spürst du die Kraft des Wurzelchakras.

Sexualchakra – Wirbelndes Zentrum der Lust

In der männlich dominierten Yogatradition ist oft von einer undefinierbaren Mitte die Rede.
Wir Frauen haben den Vorteil, diese Mitte genau konkretisieren zu können: es ist die Gebärmutter, energetisches Zentrum *(Hara)* und physischer Schwerpunkt.
Wir können davon ausgehen, daß auch die Energien dieses Zentrums in der Schwangerschaft außerordentlich intensiv sind: dabei spielt sicher nicht nur die Ausdehnung der Gebärmutter eine wesentliche Rolle, sondern auch die Tatsache, daß viele Frauen ihre nach außen gerichteten Energien jetzt auf sich selbst konzentrieren und daher wunderbar *zentriert* sind.
Die Frauen wissen mit einem Mal, was sie von ihrem Partner erwarten können, wann sie übertriebene Forderungen der Eltern in die Schranken weisen müssen usw.
Das *Hara* wird dem Element Wasser zugeordnet, unsere Kreativität und die schöpferischen Kräfte kommen ins Fließen.
Der Tastsinn und der Geschmack gehören hierher.

Das Bewußtsein des eigenen *Selbst* erwacht im *Hara.*
Ich sehe mich nach den anderen um, knüpfe und löse meine Beziehungen.
Ein kräftiges, sehr sinnliches Rot, Purpurrot, Karmesinrot, Zinnoberrot durchströmt das Zentrum der Lust.
Bei den *Yogaübungen, die das Hara stärken* (siehe Kapitel *Mond im Widder*) kannst du intensiven Kontakt zu diesem Energiezentrum aufnehmen.

Solar Plexus – Wirbelndes Zentrum der Macht

Der Solar Plexus liegt direkt unterhalb der Mitte des letzten Rippenbogens. Sein Element ist das Feuer.
Wir nehmen unsere Energie als persönliche Macht wahr, als Charisma und Selbstbewußtsein – die Fähigkeit, die eigene Person in die Welt zu projizieren und das Leben nach dem eigenen Willen zu gestalten.
Der Solar Plexus kontrolliert die Verdauung, die Aufnahme von Nahrung und Lebensenergie *(Prana),* er beeinflußt die Bauchspeicheldrüse und die Nebennieren, wo das Adrenalin produziert wird.
Im Solar Plexus wird kosmische Energie gespeichert, die Energieströme treffen zusammen und strahlen in den Farben des Feuers.
Folgende Übung baut Energie im Solar Plexus auf und unterstützt die Verdauung:

Spiralenmassage

a. Rückenlage, die Beine sind aufgestellt.
b. Reib deine Hände aneinander und erzeuge dabei möglichst viel Wärme.
c. Leg eine Hand auf deinen Nabel und massiere im Uhrzeigersinn um ihn herum, laß die Massage spiralenförmig in immer größer werdenden Bewegungen den Nabel umkreisen und kehre dann in kleiner werdenden Kreisen in die gleiche Richtung zum Nabel zurück.
Laß deine Hand ein paar Atemzüge dort verweilen.
d. Wiederhole die Spiralenmassage ein zweites Mal.
e. Wiederhole das Gleiche mit der anderen Hand.
f. Spüre nach, geh mit deiner Aufmerksamkeit zum Solar Plexus, laß dich von der Wärme und den Farben des Feuers durchströmen.

Herzchakra – Wirbelndes Zentrum des Herzens

Das Herzchakra befindet sich im Brustkorb, genau in der Mitte der Verbindungslinie zwischen den Brustwarzen.
Die Grenzen des *Ich* beginnen zu schmelzen, du breitest die Arme aus, um die ganze Welt zu umarmen und eins mit ihr zu sein.
Das Element des Herzzentrums ist die Luft, jenes farb- und formlose Element, von Stürmen durchrauscht, von der Hitze des Sommers zum Flirren gebracht, von der eisigen Kälte des Winters so weit abgekühlt, daß dein Atem in Rauchfahnen aufsteigt...
Das vierte Chakra steht mit der *Thymusdrüse,* Beherrscherin des Immunsystems, in engem Zusammenhang.
Die Farbe des Herzzentrums ist das heilsame Grün der Wiesen und Wälder, das Frühlings- und Sommergrün unserer Pflanzenwelt.
Das Pranayama zur Stärkung des Immunsystems öffnet das Herzzentrum.

Pranayama zur Stärkung des Immunsystems

a. Steh in der Grundhaltung, im *Baum.*
b. Breite deine Arme wie die Schwingen eines Vogels zur Seite, spüre wie sich der Raum zwischen den Schulterblättern weitet.
c. Beim **Einatmen** drehst du die Hände nach hinten, die Daumen zeigen nach unten.
d. Beim **Ausatmen** drehst du die Hände nach vorne, die Daumen zeigen nach oben; spüre die Beweglichkeit deines Schultergelenks und die Veränderungen im Bereich des Brustbeins.
e. Wiederhole einige Male im Atemrhythmus.
f. Laß die Arme sinken und spüre nach, richte die Aufmerksamkeit auf dein Herzzentrum und laß dich von der Farbe Grün durchströmen.

Halschakra – Wirbelndes Zentrum der Kehle

Das Kehlchakra ist das Reinigungszentrum, es symbolisiert dynamischen Gedankenaustausch und Selbstausdruck.
Die Schilddrüse gehört zum Kehlchakra.
Du weißt, wer du bist, kannst diesem Wissen Ausdruck verleihen. Du bist mit dir selbst zufrieden und läßt dich in deinen Äußerungen durch andere nicht verunsichern, auch, wenn sie dich für eingebildet oder unsozial halten.

Sein Element ist der *Äther,* die Essenz, aus der sich alle anderen Elemente entwickeln; das Halschakra hat mit dem Hören, mit der Stimme und dem Klang zu tun, hier kannst du Erfahrungen mit *Hellhörigkeit* machen.
Blau, Tiefblau, Aquamarinblau, Veilchenblau, Blauviolett, Violett – Farben dieses Spektrums fließen um unsere Kehle und verbreiten sich im ganzen Körper.

Udschaj

Der *Udschaj* ist eine Atemtechnik, die eine Öffnung des Kehlchakras bewirkt.
Es strömt dabei sowohl der Ein- als auch der Ausatem über den Kehlkopf und versetzt ihn in sanfte Schwingungen. Wenn du Zeige- und Mittelfinger auf deine Kehlgrube legst, kannst du den Udschaij spüren. Er hört sich so ähnlich wie das Schnurren einer Katze an und heißt deswegen auch *Schnurratem* (siehe *Mond im Stier*).
Auch beim Singen öffnet sich das Halschakra.
Du kannst Töne summen und singen und deine Kehle dadurch in Schwingungen versetzen.

Das Dritte Auge – Wirbelndes Zentrum der Stirn

Das Dritte Auge befindet sich in der Mitte der Stirn, zwischen und hinter den Augenbrauen und wird der *Hypophyse* (Hirnanhangdrüse) zugeordnet. Sie ist das Hauptsteuerungsorgan unseres Hormonhaushalts. Durch die Nasenatmung wird die Hypophyse stimmuliert, was eine ausgeglichene Hormonproduktion sichert und eine Voraussetzung für Gesundheit und Wohlbefinden schafft.
Im sechsten Chakra ist die Energie rein, frisch und klar und mit Weite und Freiheit verbunden.
Hier entdeckst du die Kraft deiner *Intuition* und der *Inneren Visionen.*
Es ist das Wissen, das unseren Träumen entspringt, jene Ahnungen, die wir leider allzu oft der Logik des Verstandes opfern.
Die *Intuition* ist während der Schwangerschaft in besonderer Hinsicht gefordert: du mußt selbst entscheiden, wann komplizierte technische Untersuchungsmethoden notwendig und wann sie Ausdruck eines übertriebenen (oft nicht nebenwirkungsfreien) Sicherheitsbedürfnisses sind.

Einmal besuchte eine Frau den Yogakurs für Schwangere, deren Empfindungen um das Dritte Auge so stark ausgeprägt waren, daß sie darunter gelitten hat. Wahrscheinlich hatte sie hellseherische Fähigkeiten, die in unserer Zeit ja meist weder erkannt, noch anerkannt, noch geschult werden. Sie versicherte mir jedenfalls, daß durch die Yogapraxis der Druck auf das Dritte Auge wesentlich nachgelassen hat und sie sich seitdem viel wohler fühlt.
Ein faszinierendes Buch zum Thema Intuition bzw. eines weiblichen Weges, sich danach auf die Suche zu begeben, hat Clarissa Pinkola Estés mit der *Wolfsfrau* geschrieben.
Die Farben, die das Dritte Auge verströmt, sind zart und durchscheinend: Rosenquarz und Amethyst, Flieder, Lila und Rosenrosa.
Laß deine Stirn in diesen Farben schimmern und betrachte die Bilder, die aus deinem Inneren aufsteigen.

Scheitelchakra – Wirbelndes Zentrum der Krone

Das Scheitelchakra befindet sich kurz vor dem höchsten Punkt des Scheitels.
Du kannst es ertasten, wenn du mit den Fingerspitzen über den Scheitel streifst und wirst dann diese ganz besonders empfindliche Stelle fühlen.
Alle Energiezentren sind mit dem Scheitelchakra verbunden.
Die beiden physischen Gegenstücke sind die Zirbeldrüse und das Gehirn mit seinen Millionen schlafenden Nervenzellen, die darauf warten, eines Tages geweckt zu werden.
Über die Funktion der Zirbeldrüse haben MedizinerInnen noch relativ wenig herausfinden können.
Fest steht unter anderem, daß sie auf Licht und Dunkel reagiert. Sie muß daher auch mit dem weiblichen Zyklus in Zusammenhang stehen, was die Amerikanerin Louise Lacey in ihrem Buch *Lunaception* genauestens dargelegt hat.
Die Zirbeldrüse ist ein empfindliches Gleichgewichtsorgan, das bei der Geburt am aktivsten ist, mit zunehmendem Alter nimmt ihre Funktionsfähigkeit normalerweise ab.
Kleine Kinder lieben es, wild zu schaukeln, sich schnell um die eigene Achse drehen, sie verlieren dabei kaum ihr Gleichgewicht.
Ich stelle im Kapitel *Mond in den Zwillingen* eine Yogaübung vor, bei der die Funktion der Zirbeldrüse trainiert wird und die daher verjüngende Effekte hat: Es ist *Wirbelnde Merkur.*

Im Scheitelchakra spürst du Freude darüber, mit allen Lebewesen und allen Dingen deiner Umgebung verbunden zu sein. Du hast das Gefühl, dich über die Grenzen deines Körpers ausdehnen zu können und spürst die Verschmelzung mit dem, was du als Unendlichkeit, als den Anfang und das Ende, als die Quelle aller Energien empfindest. Durch das Kronenchakra gelangst du ins Reich deiner Seele.
Die Bilder des Scheitelchakras sind von leuchtendem Weiß, sind Licht oder aufsteigender Rauch.
Spüre, wie du dich nach oben hin öffnen kannst und wie das Licht, die Rauchschwaden deines Scheitels zu den Wolken aufsteigen, sie durchdringen, die Atmosphäre der Erde verlassen und sich in der Unendlichkeit des Universums auflösen...

Kleine Brücke

Die *Kleine Brücke* ist eine Yogaübung, die dich zur Kraft jedes Chakras führt, du kannst dabei aber auch die Verbindung aller Energiezentren bewußt wahrnehmen.
Die *Brücke* heißt im Sanskrit *Chakrasana,* was so viel wie: *Wohltat für alle unsere Chakren* bedeutet.
In der Schwangerschaft ist die Kleine Brücke als eine Vorform der Brücke sehr angenehm und entspannt den Rücken.

a. *Rückenlage,* die Beine sind aufgestellt. Zieh die Beine so nah heran, daß deine Finger unterhalb der Knöchel den Fuß berühren oder fassen können. Die Beine sollten nicht geöffnet werden, da die Übung sonst den unteren Rücken belasten würde.

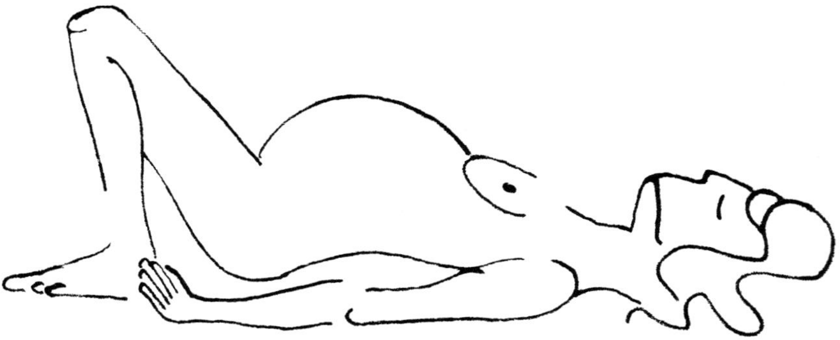

b. Beim **Ausatmen** läßt du dich von deinem Becken nach oben ziehen, die Unterarme stützen dich.

c. Beim **Einatmen** rollst du die Wirbelsäule langsam ab, Wirbel für Wirbel von oben beginnend, bis du wieder am Boden liegst.

d. Übe einige Male im Atemrhythmus.

e. Bleib einige Atemzüge in der Kleinen Brücke, das Becken zieht nach oben, beim Einatmen wölbt sich dein Bauch, beim Ausatmen sinkt er zurück.

f. Dann kehrst du wieder auf den Boden zurück, indem du die Wirbelsäule langsam abrollst.

g. Stell dir vor, daß du den **Einatem** vom *Wurzelchakra* hinaufziehst, durch alle Chakren hindurch, bis in den Kopf, zum *Scheitelchakra*.
Du kannst den Energieschub verstärken, indem du ganz kurz, am Beginn des **Einatmens** die Afterschließmuskulatur anspannst und dann wieder entspannst. Laß dich von der Welle deiner Energien überschwemmen.

h. Dein **Ausatem,** der in allen Farben deiner wirbelnden Zentren schimmert und flirrt, legt sich wie ein feiner Nebelschleier über dich. Genieße die Schönheit dieses Bildes und stell dir vor, daß der bunte Energienebel durch den ganzen Raum und darüber hinaus zieht, feuchte, feurige, erdige und luftige Spuren hinterlassend.

j. Wiederhole die *Kleine Brücke* ein zweites Mal.

Meditationen

Manche Schwangere meditieren sehr gerne, sie fühlen sich nachher besonders aktiv und tatendurstig.
Meditieren hilft unserem Geist, von den ständig auf ihn einstürmenden Gedanken zumindest für ein paar Augenblicke, loszukommen.
Die wörtliche Übersetzung vom lateinischen *meditare* ist: *sich besinnen.*
In der Übertragung bedeutet meditieren *sich in die Mitte begeben,* d.h. von einem Zustand, in dem sich die Gedanken und das Gehirn im Zentrum der Aufmerksamkeit befinden, in einen anderen Zustand kommen, in dem wir uns *der Mitte,* körperlich gesehen *der Gebärmutter* und dem *Bauch,* zuwenden.
Die beherrschende Funktion des Geistes kann nicht mit einem Mal verwandelt werden, bei den ersten Meditationsübungen wird uns die Voluminösität unserer Gedankenwelt richtig bewußt werden. Wir lassen die Gedanken in ihrer Vielfalt vorüberziehen und halten keinen einzigen von ihnen fest.
Dehne die Zeiten der Meditation von 5 Minuten auf 10 und 15 Minuten aus, ab einer Meditationszeit von 15 Minuten stellen sich die Gehirnströme um und du befindest dich im sogenannten *Alphazustand,* einem Zustand, der etwas „unterhalb" des Wachbewußtseins liegt. Jetzt sind dein Körper, dein Geist und deine Seele wunderbar entspannt und Selbstheilungsprozesse werden in Gang gesetzt.
Es gibt viele Meditationstechniken – ich werde drei vorstellen, mit denen ich gute Erfahrungen gemacht habe.

Atemmeditation HAM – SO

HAM SO ist der Innere Klang, der bei jedem Ein- und Ausatem mitschwingt.
Dieses *Mantra* (ein Klang, der bestimmte Reaktionen im Körper und im Geist auslöst) wird vom Atem getragen und hilft dir, einen anderen Bewußtseinszustand zu erreichen.
Was du auf dieser anderen Ebene des Bewußtseins empfindest, siehst und erlebst, bleibt ganz dir selbst überlassen, allgemein kann über den Zustand nur gesagt werden, daß die *Ratio* nicht mehr im Zentrum steht.

a. *Yogasitz,* du **atmest ein,** stellst dir vor, daß der Klang HAM vom *Dritten Auge* (dem Bereich zwischen den Augenbrauen) bis hinunter zum *Wurzelchakra* (im Bereich des Dammes) fließt.
b. Beim **Ausatmen** steigt die Silbe SO vom *Wurzelchakra* über die Wirbelsäule zum *Dritten Auge.*

HAM – SO neigt dazu, sich in der Meditation zu verändern. Manchmal klingt es wie HAMSO, manchmal wie SOHAM, es kann sich völlig umdrehen, so daß es beim Einatmen zu SO und beim Ausatmen zu HAM wird.
Wenn du mit der HAM – SO Meditation beginnst, ist es leichter, die beiden Silben laut vorzusagen, mit der Zeit ist das nicht mehr notwendig.
HAM – SO regt das Nervensystem an, verborgene Ängste steigen hoch und können ohne innere Beteiligung beobachtet und dadurch aufgelöst werden.
Wenn du viel Zeit mit geistiger Arbeit oder mentalen Prozessen verbringst, wirst du dein Gleichgewicht zurückgewinnen.
Durch die Arbeit mit dem HAM – SO Mantra kannst du „abheben“, du solltest sie nicht machen, wenn du nachher z.B. Autofahren willst.

Körperwahrnehmungsmeditation

Bei dieser Meditationstechnik betrachtest du dich selbst aus einer humorvollen Distanz, nimmst all deine Wehwehchen wahr und läßt sie einfach vorüberziehen...
Yogasitz.
Geh mit deiner Aufmerksamkeit zu allen Empfindungen, die dich normalerweise daran hindern würden, so sitzen zu bleiben. Du spürst z.B. das unwiderstehliche Bedürfnis, dich irgendwo zu kratzen, spürst da ein Ziehen, dort ein Zucken, ein Haar kitzelt dein Gesicht ... schau dir dieses ganze Repertoire deiner körperlichen Ablenkungsmanöver an und laß dich nicht von ihnen aus der Ruhe bringen.
Der ruhige Fluß deines Atems nimmt die vielen kleinen Beeinträchtigungen deines Wohlbefindens mit sich, wie das strömende Wasser den aufgewirbelten Schlamm.

Kerzenflammemmeditation

Die Konzentration auf die Kerzenflamme ist sowohl Konzentrations- als auch Reinigungsübung.

Du schaust dabei – möglichst ohne zu Blinzeln – in die Kerzenflamme. Bei diesem konzentrierten Schauen richtet sich der Geist ganz auf die Flamme und andere Gedanken verziehen sich nach und nach.
Als Reinigungsübung hilft die Kerzenmeditation gegen Unbefindlichkeiten, die durch übermäßige Schleimproduktion oder durch Gallenstörungen verursacht werden.
Übst du die Meditation zum ersten Mal, werden die Augen tränen und Schleim wird sich in den Nasengängen lösen.
Bei regelmäßiger Übung kann Erkältungen und Kopfschmerzen vorgebeugt werden, Konzentrationsfähigkeit und Willenskraft werden gestärkt.

Yogasitz. Vor dir steht eine brennende Kerze ca. in Augenhöhe.
Du blickst in die Kerzenflamme. Blinzle nur anfänglich ein paarmal, wenn deine Augen zu brennen beginnen. Dann schau, ohne zu Blinzeln, weiter in die Flamme. Wenn du das Gefühl hast, daß du die Augen schließen willst, dann schließe sie und meditiere mit dem Nachbild der Kerzenflamme vor deinem Inneren Auge. Später kannst du sie wieder öffnen und weiter in die Flamme schauen.
Du konzentrierst dich also abwechselnd auf die Flamme (mit offenen Augen) und dann auf das Nachbild (mit geschlossenen Augen), wobei jede Sequenz ein paar Minuten dauert.
So kannst du die Übung von 3 auf 5 bis zu 15 Minuten ausdehnen.
Bei Sehstörungen solltest du die Meditation nicht länger als 3 Minuten üben.

Frauen erzählen...

...über ihre Erfahrungen mit Yoga im Mond während Schwangerschaft und Geburt.

Doris erzählt ...

Doris hat den Yogakurs für Schwangere im Hebammenzentrum sehr regelmäßig und mit Begeisterung besucht.
Das Interview fand am 15. Dezember im Café Kultur statt.
Ihre Tochter Clara kam völlig unerwartet, zwei Wochen vor dem Termin, zur Welt.

Ein warmer Sommerabend, Doris und ihr Freund waren im Eissalon, als um 21.30 Uhr plötzlich die Fruchtblase platzte. Sofort setzten auch leichte Wehen ein.
Doris war froh, als sie zu Hause die Tür hinter sich ins Schloß fallen hörte, denn „jetzt konnte ich mich endlich fallen lassen".
Sie legte sich in die Badewanne.
Um 22.30 Uhr erschien Heidi, die Hebamme, und auch ihre Schwester, mit der sie zusammen wohnt. Heidi war sehr erstaunt, da der Muttermund bereits 7 cm geöffnet war.
Alle drei, die Hebamme, die Schwester und der Freund richteten einen Gebärplatz mitten im Wohnzimmer, während Doris in der Badewanne lag.
Dann, so erzählt Doris: „Meine Schwester kochte eine Misosuppe, und als Clara kam, war auch die Suppe fertig." Das war um 1.15 Uhr.
Doris meint, daß Schwangerschaft und Geburt wunderbare Erlebnisse gewesen wären, die „sie sich nur ein zweites Mal empfehlen könnte". Allerdings wäre die Zeit danach so anstrengend, daß sie es sich doch sehr genau überlegen werde...

Erzähle mir von deinen Erfahrungen mit Yoga im Mond während Schwangerschaft und Geburt.

Besonders wichtig war es für mich, mit der Energie zu arbeiten, zu spüren, wie sich der Körper verändert oder erleichtert, entspannt. Die

Übungen hab ich gemacht, wenn ich Beschwerden gehabt hab, Kreuzweh oder wenn mir die Beine weh getan haben.

Welche Yogaübungen zum Beispiel?

Den Hund hab ich gemacht, oder die Beckenschaukel, das war sehr gut, das Becken ist sehr beansprucht, gerade, wenn man hochschwanger ist und den Bauch vor sich herschiebt. Da verändert sich schon die Struktur.
Die Energie spüren und die Aufmerksamkeit für diese Energie, das hat mir dann bei der Geburt geholfen.
Die Geburt selbst, das ist dann passiert und du kannst eigentlich nur mit deinem Bewußtsein hingehen um zu helfen – so hab ich es gesehen.
Dort sein und laufen lassen, es passiert von selbst, du kannst es nicht beeinflussen.

Kannst du die Empfindungen konkretisieren?

Es war irre, während der Preßwehen hab ich geglaubt, ich zerspringe nach unten, Richtung Erde, wirklich ganz gewaltig, Öffnung und Lösung und Loslassen und alles gleichzeitig.
Unheimlich gewaltvoll die Erfahrung, total schön.
Ich denke mir, das möcht ich noch einmal erleben, das war so unerwartet, das war überwältigend, dieses Gefühl der Energie.
Ich hab sie dann gesehen, im Beckenbereich – ich war ziemlich rot – die ganze Energie im Becken. Ich hab ein Foto davon, ganz steil. Super.
Daß ich mich fallen lassen hab können, war total fein, zwischen den Wehen das Hinatmen, das Entspannen und Lösen, das ist durchs Yoga sicher besser gegangen. Da bin ich mir ganz sicher.

Hast du die Energie schon vor der Schwangerschaft gespürt?

Nein, in der Dimension nie, niemals. Ich hab so etwas noch nie empfunden, das ist einzigartig.

Hast du das Gefühl, daß es auch jetzt, nach der Schwangerschaft noch so ist?

Die Geburt ist eine ganz eigene Energie.
Jetzt mach ich schon wieder die Übungen für das Rückrat, rauf, runter, die Energie holen, das mach ich gern, das stabilisiert mich.
Es macht stärker und ich hab wieder das Gefühl, daß ich aufrecht gehen kann.

Silvia erzählt ...

Ich habe mit Silvia eineinhalb Wochen nach der Geburt von Manuel gesprochen, er ist zu Hause zur Welt gekommen.

Erzähle von den Erfahrungen mit Yoga während deiner Schwangerschaft.

Ich habe es sehr genossen, Yoga zu machen, ich habe auch schon während meiner ersten Schwangerschaft Yoga gemacht.
Diesmal war es für mich viel intensiver, weil ich das Atmen erlebt habe.
Du hast den Schwerpunkt dorthin gesetzt, ich habe Zeit gebraucht, bis ich langsamer geworden bin, bis ich mich mit dem Atmen beschäftigen konnte.
Das fällt mir schwer, es war dann aber ganz wichtig für mich. Auch für die Geburt war es sehr wichtig.
Spüren, wo der Atem überall hinkommt, lernen, mit dem Atem umzugehen, das steht für mich an erster Stelle.
Das war auch während der Geburt sehr wichtig für mich – insofern habe ich schon Yoga während der Geburt gemacht, das hat mir sehr geholfen.
(Anm.: Silvia hat mir beim ersten Telefonat nach der Geburt gesagt, daß sie kein Yoga während der Geburt gemacht habe.)

Könntest du konkretisieren, wie du den Atemfluß während der Geburt erlebt hast?

Es konnten sich Spannungen lösen, ich habe meine Aufmerksamkeit hingeschickt, habe den Schmerz leichter ausgehalten, weil ich mich öffnen konnte, habe es besser zulassen können, das Weitwerden.
Während der Schwangerschaft waren die einzelnen Yogaübungen auch sehr wichtig für mich, um den Beckenbereich dehnbarer zu machen und wieder bewußter zu erleben.
Bei der ersten Schwangerschaft konnte ich den Beckenboden gut anspannen. Das konnte ich überhaupt nicht mehr, als ich zu dir gekommen bin, ich mußte es wieder üben.
Es war ein sehr empfindsamer Bereich, ich hab mein Bewußtsein nicht mehr gerne dorthin gelenkt, es war traumatisch besetzt von der ersten Geburt, das hat sich für mich auch durch Yoga gelöst. Ich habe mich auch so damit beschäftigt, habe gemalt ... wichtig war auch das Yoga für mich, es haben sich Blockaden gelöst, ich habe wieder hinspüren können.

Welche Yogaübungen waren dir besonders angenehm?

Es waren hauptsächlich die Übungen für das Becken, der Schmetterling und die *anant vayu*-Atemübung. Diese Atemübung habe ich zum Schluß öfter gemacht, weil die anderen Frauen viel davon erzählt haben, am Anfang war die Übung schrecklich für mich, dann habe ich ein gutes Gefühl dafür bekommen.
Möglicherweise hat es mir bei der Geburt geholfen, die Energie zu spüren, daß etwas hinauffließen kann und überhaupt, daß ich diese Position aushalten kann.
Ich kann gut nachvollziehen, daß andere Frauen die Atemübung *anant vayu* beim Pressen so positiv erlebt haben, es ist diese Art der Energie, es ist so viel Druck in der Übung, es ist so anstrengend wie das Pressen, eine gute Geburtsvorbereitung.
Sehr gern hatte ich die *Hocke-Atemübung,* die kann ich auch sehr gut und mache sie noch immer gern.
Den *Fisch* habe ich auch gerne, für mich, nicht nur für die Schwangerschaft, das Öffnen im Brustbereich ist sehr angenehm.
Eine Übung mag ich überhaupt nicht, diese Grätsche gegen die Wand. Aber sie ist sehr gut, ich merke, daß sie wichtig ist.
Die Dehnungsübungen für den Beckenbereich sind für mich immer sehr ambivalent, sie sind wichtig für die Geburt gewesen, aber ich mag sie nicht gern.
Das könnte ich allein nie machen.
Die Übungen sind wie die Geburt, auf der einen Seite sehr schrecklich, ich habe mir gedacht, na, bitte, ich habe mich geirrt, ich will doch kein Kind, alles rückgängig machen, schnell, und gleichzeitig: – jetzt schnell das Baby kriegen. Es war möglich, mich darauf einzulassen, *na gut, dann schnell,* es wieder gut machen, wieder mitarbeiten, es ist schon schmerzhaft, aber man weiß, jetzt wird bald das Baby da sein, dann ist auch etwas Schönes da.

Ich hatte manchmal Schmerzen, in der Nacht, beim Schlafen, im Bereich der Brustwirbelsäule, ich konnte kaum noch atmen, da habe ich Yoga gemacht, das hat mir geholfen. Ich hab die *anant vayu*-Atemübung gemacht und die *Beckenschaukel,* dann konnte ich weiterschlafen.

Was sagst du zum Meditieren?

Ich meditiere sehr gerne, ich genieße die Entspannung. Sonst fällt es mir sehr schwer, mir diese Ruhe, diesen Platz zu nehmen.

Es ist für mich schön, wenn es einen Ort gibt, wo ich es machen kann, wenn mich jemand dabei unterstützt.
Manchmal geht es wirklich gut, ich habe das Gefühl, richtig leer zu sein, manchmal komme ich fast zum Schlafen, bin eingenickt, ins Träumen gekommen, es wechselt, manchmal geht es gar nicht, da kommen die Gedanken, und ich versuche, sie wieder loszulassen...

Elke erzählt...

Das Interview mit Elke fand einen Monat nach der Geburt ihres Sohnes statt. Sie hatte mich ungefähr eine Woche nach der Geburt angerufen und es war ihr ein großes Anliegen, ihre Erfahrungen möglichst vielen Frauen zugänglich zu machen

Erzähle von deinen Erfahrungen mit Yoga im Mond während deiner Schwangerschaft und der Geburt.

Mir gab das Yoga immer sehr viel Kraft, ich habe besonders den *Udschaj* (spezielle Atemtechnik, der Atem fließt über den Kehlkopf; Anm. D.W.) in Erinnerung, den ich von meiner Masseurin bereits kannte und den ich durch die Yogastunden bei dir wieder ganz bewußt angewendet habe. Ich konnte mich dabei entspannen, am Ende (der Schwangerschaft, Anm. D.W.) konnte ich nicht mehr gut schlafen, da ich Sodbrennen und Blähungen hatte, doch mit dieser Atemtechnik konnte ich zur Ruhe kommen.
Mir gefiel auch die Dynamik (der Yogaübungen, Anm. D.W.), das körperliche „Tun".
Bei der Geburt wurde mir bewußt, daß das konzentrierte Üben und danach die Entspannung eine genaue Vorübung für die Geburt waren.
Das ist mir irgendwann gekommen – genauso war es ja – Arbeit, Arbeit, wir haben ja auch anstrengende Übungen gemacht – und dann die Entspannung, das tiefe Atmen. Ich habe bei der Geburt dann wie auf Knopfdruck reagiert.
Als die Hebamme sagte, so, jetzt wieder ruhig, und wirklich, das erzählte mir auch Michael, das faszinierte ihn so, daß ich sofort in der Entspannung war, das hat mir total viel Kraft gegeben.
Es war so eine Ruhe, so ein Vertrauen, ich war so bei mir. Dadurch habe ich sie auch schön erlebt, die Geburt.
Ich muß verraten, daß ich außerdem einen Artikel von einer Hebamme über Sexualität und Geburt gelesen habe. Ich habe mir vorher schon im-

mer gedacht, so hätte ich es gerne, sie schreibt, ein Orgasmus ist auch etwas total Schönes und man schreit dabei, so extatisch, und die Geburt sei nicht ganz anders.
Das hat in meinem Kopf sehr viel verändert, nicht so sehr: es tut weh, Hilfe, wie wird es sein ... Ich habe mir die Frage gestellt, wirklich, kann das sein, ich habe gedacht, jetzt kann ich endlich einmal so laut schreien, wie ich will, ohne Rücksicht auf die Nachbarn, das war es auch, einmal total loslassen, so sein können, wie ich will.
Im Vergleich mit dem Sex habe ich die Schmerzen nicht so als Schmerzen empfunden...

Welche Yogaübungen sind dir in besonderer Erinnerung, haben diesen Wechsel von Arbeit und Entspannung besonders deutlich gemacht?

Ich mochte die *Katze* sehr gerne, mit tat der Rücken weh, ich empfinde auch diese Übung als Arbeit, obwohl sie nicht so anstrengend ist, aber dann die Entspannung im Kind mit übereinandergelegten Fäusten, das war sehr angenehm.
Die schwierigen Übungen, bei denen ich während der Yogastunden gedacht habe, daß sie total anstrengend sind, das waren dann die, wo ich dachte, ja, genau, so ist eine Geburt.
Mir ist es so schwer gefallen, und trotzdem habe ich es gemacht, da war ich dann stolz, wenn ich es geschafft habe, weil ich es durchgezogen habe.

Du hast ja auch immer alles mitgemacht, bis zum letzten Tag, das ist mir aufgefallen.

Das war ja auch dann der Tag, (der Geburt, Anm. D.W.) das hat dann noch sehr geholfen, in welchem Zeichen ist der Mond gestanden, es war kurz nach Vollmond, der vierte Dezember, - mir hat es so gefallen , daß du immer auf den Mond achtest - das hat so gut gepaßt...

Wir fanden heraus, daß der Mond während der Yogastunde noch in den Zwillingen gestanden ist, Elkes Baby wurde am nächsten Morgen geboren. Der Mond war inzwischen in den Krebs gewandert.

Da fällt mir ein ganz bestimmter Yogatag ein, ich hatte Probleme mit der Verdauung und wollte dich fragen, ob du mir spezielle Übungen sagen kannst. Dann hast du gesagt, daß der Mond in der Jungfrau (Einflußbereich: Verdauungsorgane, Anm. D.W.) steht und wir haben an diesem

Tag Übungen für die Verdauung gemacht. Da dachte ich mir, gut ich vertraue darauf, daß jedesmal die richtigen Übungen kommen, das war auch so schön, ich mußte nichts sagen und es ist von selbst das richtige gekommen.
Zu Hause war ich mit den Übungen etwas faul, aber das Atmen habe ich immer gemacht, sehr oft, das machte ich im Bus, während des Gehens (Elke bezieht sich wieder auf den *Udschaj*) und das geht auch jetzt noch weiter.
Ich hatte den Blasensprung im Bett, bin kurz nervös geworden, habe mir gedacht, so, was passiert jetzt, habe geatmet und ich war dann total präsent, ich sagte, Michael, ruf die Hebamme an, der war nervöser als ich.
Die nächste Aufregung kam, als mich die Rettungsmänner hinuntertrugen, das waren solche Schusseln, da dachte ich auch, gut, atmen, atmen – für mich ist das wie ein Zaubermittel – also der *Udschaj* ... wenn man das kann ...
Nach der Geburt hatte ich Probleme mit dem Kreislauf, da ist er mir auch eingefallen, das hat total geholfen.
Auch die ersten Tage und Nächte im Krankenhaus, davor hatte ich Angst gehabt, vor der (körperlichen) Schwäche, schaffe ich es allein, ich wollte ihn einfach die ganze Zeit bei mir haben... Viel schlafen kannst du nicht, entweder es schreien die anderen Babys oder du bist so aufgedreht und schaust dauernd – da machte ich auch diese Atemübung, da geht es kurz in die Tiefe und das hat gereicht... So waren die Nächte richtig bezaubernd, das war meine Zeit, da habe ich ihn so richtig kennengelernt.

Mond im Widder – Mars

Der Mond im Widder symbolisiert die Unwiderstehlichkeit des Frühlings. Er steht für die heftige Energie des entzündeten Feuers, für das hervorbrechende Leben um die Frühlingssonnenwende.
Wenn wir bewußt mit dem Rhythmus des Mondes leben, der nachweislich einen großen Einfluß auf weibliche (menschliche) Zyklen hat, dann können wir jedes Monat die Kräfte des Widders in uns spüren und aktivieren.
Von Oktober bis April steht der Widder im zunehmenden Mond – wir sammeln und speichern die Energie des Frühlings um sie in den abnehmenden Widdermondphasen von April bis Oktober nach außen zu tragen, ihre Früchte zu ernten, um sie zu realisieren.
Es gibt ein altes Ritual der Kraftaufladung, das seine besondere Wirkung in diesen Tagen entfaltet. Ich habe das Ritual in eine Phantasiereise eingeflochten und mit der Begegnung am Ende der Reise den zweiten wichtigen Aspekt der Widdermondenergie aufgenommen.

Fragen wie: Welche ist die stärkere? Welche von uns beiden wird gewinnen?, spielen bei Zusammentreffen in diesem feurigen Zeichen eine wesentliche Rolle.

Frühlingserwachen

Stürmisch warmer Wind aus dem Südosten weht mir ins Gesicht, wild flattern meine Haare. Das braune, von Kälte und Schnee erstickte Gras raschelt unter meinen Schritten.
Dunkle Bäume beugen ihre noch kahlen Äste den brausenden Lüften.
Doch ich kann die prallen Knospen der Blätter erkennen, feucht schimmern sie im stärker werdenden Sonnenlicht.
Als ich den Saum des Auwaldes erreiche, jubeln meine tausend Sinne, diese zarten, wunderbaren Blüten, das weiße Meer der Schneeglöckchen!
So viele von ihnen wie Sterne am Himmel und dazwischen duftet würzig das breitsaftige Grün des Bärlauch.
Ich suche einen Platz, an dem ich mich niederlassen kann, laufe, renne zu einer von der Sonne strahlendhellen Lichtung.
Dort finde ich einen Ort der Stille unter einer Eiche, die ihre schwarzen

Äste in den wilden Himmel streckt. Ich breite meine Jacke auf den Boden, lege mich darauf und schließe die Augen.
Die Wärme, die Kraft der Sonne fließt in meinen Kopf, zu meinen Schultern, strömt durch meine Arme bis in die äußersten Spitzen meiner Finger.
Wunderbar warm sickert das Licht des Frühlings in meine Brust und in meinen Bauch, strömt in mein Becken, erleuchtet die Gebärmutter, die Eierstöcke und die Vagina, fließt in meine Schenkel, die Knie und über die Unterschenkel bis in die Zehenspitzen.
Ich schaudere vor Wonne und bleibe liegen, bin hellwach, erfüllt von Wärme, Sonnenlicht und der ungebändigten Lust auf Liebe und Leben.
Gestärkt erhebe ich mich nach einiger Zeit, gehe weiter meinem Weg durch den Frühling.
Mit einem Mal bin ich erfüllt von der Ahnung, daß sich in den nächsten Augenblicken etwas Denkwürdiges ereignen wird.
Ich spüre die ferne Gegenwart eines Menschen. Und wirklich – jetzt taucht aus dem Umriß des erwachenden Waldes die Silhouette eines Menschen, er, sie, – es ist eine Frau –, kommt mir entgegen und ein Zusammentreffen scheint unausweichlich. Wir nähern uns und ich glaube zu träumen, denn plötzlich weiß ich, sie wird mich ansprechen!
Ich bereite mich vor, spüre die Kraft der Sonne in meinem Bauch. Als wir so nahe gekommen sind, daß wir miteinander sprechen können, bleiben wir beide stehen, sie im gleichen Moment wie ich.
„Wer bist du?“ fragt sie mit einer eigentümlichen Schärfe in ihren Worten.
Ohne zu zögern sage ich, und meine Antwort ist unausweichlich: „Ich bin, die ich bin.“
Sie nickt, wir erkennen uns.
In sicherem Abstand gehen wir ein Stück unseres Weges gemeinsam um jene Dinge zu tun, die Not – wendig sind.

Marsastronomie

Dem Widdermond wird Mars, jener Planet, der nach dem römischen Kriegsgott benannt ist, zugeordnet. Er ist der innerste der sogenannten „Äußeren Planeten“. (So werden die Planeten bezeichnet, die die Sonne außerhalb der Erdbahn umkreisen.)
Sein Durchmesser ist halb so groß wie der unserer Erde, seine Masse beträgt nur ca. ein Zehntel der Erdmasse. Mars umkreist die Sonne in etwas weniger als zwei Jahren, ein Marstag ist ebenso lang wie ein Tag auf der Erde.

Die mittlere Entfernung von der Sonne beträgt 228 Millionen km.
Der von der Erde aus in rötlicher Farbe erscheinende Planet ist am besten zu Zeiten seiner Opposition (wenn sich Sonne und Mars am Himmel gerade gegenüberstehen) sichtbar.
Mars zeigt auf den ersten Blick eine erstaunliche Ähnlichkeit mit unserem Mond, allerdings sind die Marskrater weniger stark ausgeprägt, was eindeutig auf einen Erosionsprozeß schließen läßt und auf die Existenz einer Atmosphäre hinweist. Diese wurde schon frühzeitig mit einfachen Fernrohren entdeckt.
Gelbliche Flecken werden meist als Staubaufwirbelungen gedeutet, es sind auch bläuliche und weiße Wolken zu beobachten.
Der Hauptbestandteil der Atmosphäre ist Kohlendioxid (95%). Wasserstoff, Sauerstoff und Wasserdampf sind nur in Spuren vorhanden.
Am Äquator erreichen die Tageshöchsttemperaturen 16–20° C. In der Nacht sinken sie auf −80°C ab, eine Folge der sehr dünnen Atmosphäre.
An den Polkappen herrschen Temperaturen an die −130° C, woraus mit ziemlicher Sicherheit geschlossen werden kann, daß sie aus gefrorenem Kohlendioxid (Trockeneis) bestehen. Vielleicht gibt es auch Wassereis in geringen Mengen.
Eine Ozonschicht, die die UV-Strahlung der Sonne abschirmt, gibt es offenbar nicht, was für die Entstehung und Entwicklung von Organismen auf dem Mars nicht gerade förderlich ist.
Wahrscheinlich gab es einst Flüsse und Seen, die aber längst vertrocknet sind. Bestimmte Zonen verfärben sich im jahreszeitlichen Rhythmus, manche Astronomen schließen deshalb das Vorkommen primitiven Lebens nicht völlig aus. Allerdings kann diese Verfärbung auch anders erklärt werden: Die zahllosen Marsstürme wirbeln die Staubschichten auf und die Sandschichten lagern sich in ständig wechselnden Formationen wieder an.
Als ein italienischer Astronom des 19. Jahrhunderts vermeintliche Kanäle entdeckte, hielt sich einige Jahrzehnte der Glaube, der Mars werde von intelligenten Wesen bewohnt – von den „grünen Marsmenschen", die noch heute in manchen Köpfen herumspuken...
Mars hat zwei Monde, Phobos und Daimos.

Mond im Widder – Astrologisches

Der Geburtsmond im feurigen Widder macht dich impulsiv und leidenschaftlich. Deine häufigen Temperamentausbrüche kommen spontan und manchmal völlig überraschend.

In Sekundenschnelle kann aus einem anschmiegsamen Schäfchen ein wilder Bock werden und umgekehrt. Mit der Zeit gewöhnen sich die anderen an die Relativität der Gefühlsausbrüche, nicht immer jedoch an deine Neigung zur Besserwisserei. Der Widdermond sorgt für ständige Abwechslung, vor allem im Gefühlsbereich. Diese Unruhe wirkt inspirierend, läßt dich die Veränderungen suchen. Manchmal werden Widerstände als reizvolle Herausforderung erlebt, manchmal kann es aber auch zu heftigen Kämpfen kommen. Widdermondgeborene gehen aufs Ganze. Schwarz oder Weiß, alles oder nichts – Kompromisse sind nicht gerade dein Fall. Deine Begeisterungsfähigkeit ist ansteckend, wenn auch für manche etwas anstrengend.
Ein Gedanke, der die Widdermondqualitäten in uns allen an die Oberfläche bringt: *„Beginne heute mit dem, was du tun willst und gehe den direkten Weg."*

Yogaübungen zum Mond im Widder

Im Widder beeinflußt der Mond unseren Kopf, das Gehirn und die Augen. Die Augen sind jene Sinnesorgane die ganz besonders nach außen orientiert sind. Tagtäglich werden sie mit tausenden Eindrücken konfrontiert, die meisten davon können wir gar nicht bewußt verarbeiten. Die Kontaktaufnahme mit der Welt über die Augen wird durch die Beschäftigung mit Medien und Computerkommunikationssystemen immer weiter intensiviert.
Deshalb ist es das beste, die Augen während der Übungen zu schließen. Sie können sich von den ständigen Reizüberflutungen erholen und für uns eröffnen sich ganz neue Dimensionen, uns selbst und die Welt um uns zu spüren, zu hören, zu riechen, ...
Es gibt auch spezielle Augenübungen, die eine Wohltat für unsere Augen sind. Wenn sie regelmäßig geübt werden, können sie sogar Erfolge bei Fehlsichtigkeit (Kurz- oder Weitsichtigkeit) bringen oder zumindest eine stabilisierende Wirkung haben. Ich werde einige davon vorstellen. (siehe dazu auch *Yogaübungen zum Mond im Löwen*).
Die andere Verbindung mit der Kraft des Widdermondes führt in unseren Bauch, zum *Wirbelnden Zentrum der Lust. (Hara)*
Von dort geht der Impuls aus, Lust, Kraft und Energie auf alle körperlichen und geistigen Ebenen umzusetzen. Das *Hara* entspricht zudem dem Schwerpunkt des weiblichen Körpers. Es ist also auch, rein statisch gesehen, unser Zentrum, unser Mittelpunkt.
Ich stelle Übungen vor, die uns das *Hara* bewußt machen, es stärken und mit Energie aufladen.

Augenübungen

Schalenübung

Yogasitz. (Du kannst dich gegen eine Wand lehnen, da du während der Augenübungen in dieser Haltung bleibst.)
Spüre die Verbindung zum Boden. Der Rücken ist gerade, die Schultern locker, dein Kopf in Verlängerung der Wirbelsäule.
Reibe die Hände kräftig gegeneinander bis sie ganz warm sind, dann lege die zu Schalen geformten Handflächen über deine Augenhöhlen. Spüre die Wärme in die Augen fließen, schau in die Dunkelheit deiner Hände. (Die Augen können sich am besten bei vollkommener Dunkelheit entspannen.)
Wiederhole die Übung, bis die Lichtreflexe, die du wahrnimmst, allmählich schwächer werden.

Achterzeichnen

Yogasitz. Zeichne mit deiner Nasenspitze liegende Achter (oder Zeichen für die Unendlichkeit) in die Luft. Gib den Zeichen eine, mehrere Farben. Spüre die Bewegung in Hals und Nacken. Dann änderst du die Richtung. Mach die Übung solange sie wohltuend ist. Spüre nach und achte auf Empfindungen im Hals- und Nackenbereich.

Blinzeln

Yogasitz. Blinzle mit deinen Augen. Nimm das Flimmern deiner Umgebung wahr. Dann schließe sie und spüre nach.

Die Diagonale

Bleib im *Yogasitz.* Blicke zuerst ein paarmal von rechts oben nach links unten. Dann von links unten nach rechts oben. Augen schließen und nachspüren.
Mach danach wieder die *Schalenübung,* bei der du die Energie der Hände in die Augen fließen läßt.

Augenübung der Tempeltänzerinnen

Die folgende Augenübung ist eine Übung der indischen Tempeltänzerinnen, deren Augen bei den phantastischen Darbietungen mittanzen. Die Augen bekommen dadurch eine starke Ausdruckskraft.
Yogasitz. Mach deine Augen mit Daumen und Zeigefinger weit auf und rolle deine Augäpfel im Kreis. Versuche möglichst „runde Kreise“ zu ziehen. Dann ziehe die Augenkreise in die andere Richtung. Schließe die Augen und spüre, wie sie sich nach all diesen Übungen anfühlen. (Wenn du intensiv an deiner Fehlsichtigkeit arbeiten willst, leg dir ein Augenübungsbuch zu!)

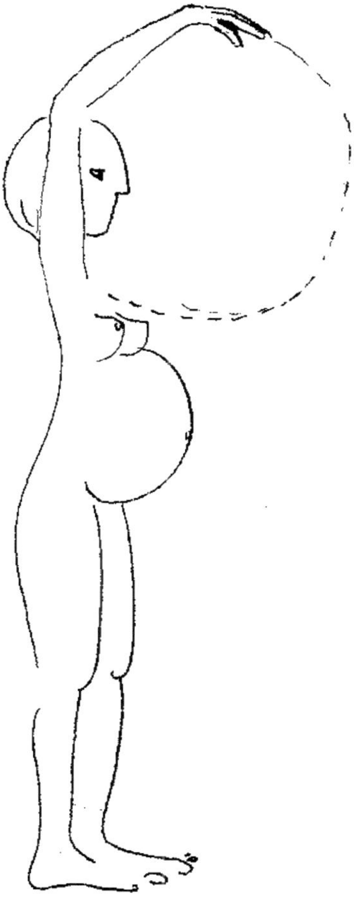

Yogaübungen, die das Hara stärken

Das Hara spüren

Geh in die Grundhaltung im Stehen, in den Baum. Leg eine Hand auf den Bauch über die Gebärmutter, die zweite auf den Rücken, in der selben Höhe. Spüre den Bereich zwischen deinen Handflächen. Stell dir vor, daß sich zwischen den Händen eine leuchtendrote Energiekugel befindet. Beim **Einatmen** dehnt sie sich aus, beim **Ausatmen** zieht sie sich zusammen.
Laß dann deine Arme sinken und bleib bei der Vorstellung dieser feuerroten Kugel, die im Atemrhythmus in deinem Bauch pulsiert.

Der große, rote Luftballon

Ausgangshaltung *Baum.*
Stell dir nun vor, unter deinen Armen würde ein Luftballon aufgeblasen.

Immer größer, immer praller wird dieser Ballon und mit ihm heben sich auch deine Arme, die du daraufgelegt hast, bis die Achselhöhlen ganz weit geöffnet sind. Bleibe in dieser Haltung, laß deine Arme am Luftballon liegen.
Dein Atem fließt ruhig und tief, die Energiekugel in deinem Bauch pulsiert im Atemrhythmus. Nach 10–20 Atemzügen geht dem Ballon ganz langsam die Luft aus und deine Arme sinken mit ihm nach unten.
Im *Baum* den Fluß des Atems und das Hara spüren.

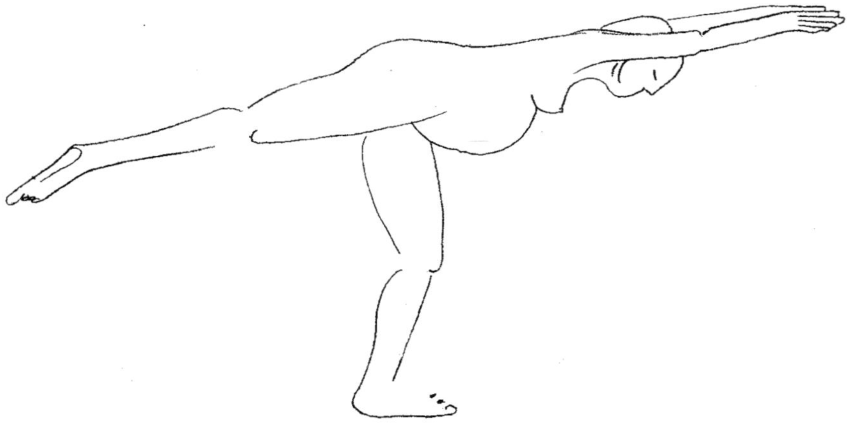

Schwalbe

a. Geh in eine dir angenehme Grätsche.
b. Dreh einen Fuß nach außen, die Fersen befinden sich in einer Linie.
c. Strecke deine Arme nach vorne, heb das linke Bein hoch in die Waagrechte. Spüre jetzt die Spannung von deinen Fingerspitzen über die Wirbelsäule, das gestreckte Bein bis hin zur Ferse. Laß deinen Atem fließen und fliege mit den Schwalben gegen Süden.
d. Übe anschließend mit dem rechten Bein.

Amazone

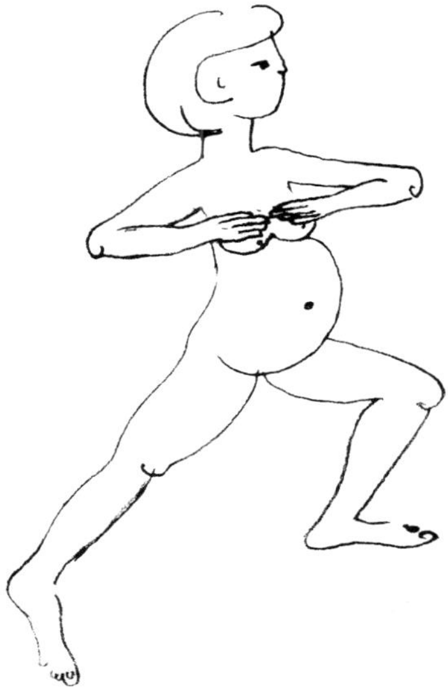

a. Geh in eine dir angenehme Grätsche.
b. Dreh einen Fuß nach außen, die Fersen bilden eine annähernd gerade Linie.
c. Beuge deine Knie, spüre, wie sich dein Schwerpunkt nach unten bewegt (aber nicht nach vorne!) und sich dadurch deine Standfestigkeit noch vergrößert.
   Je weiter du deine Knie beugst, desto mehr Kraft wird aufgebaut.
d. Hole den Mut vom Brustbein und breite deine Arme aus, einen nach vorne den anderen nach hinten, hast du den rechten Fuß nach vorne gedreht, so streckst du auch deinen rechten Arm dorthin.
e. Blicke mit all deiner Entschlossenheit zu der Hand, die nach vorne weist und stell dir eine Situation vor, in der du diese kraftvolle Bestimmtheit gespürt hast, fühle die Schwingungen des *Haras*. Laß den Atem ruhig und tief fließen.
f. Löse dich langsam von deiner inneren Amazone. Arme sinken lassen, etwas aufrichten, Fuß zurückdrehen, Beine schließen, nimm die Grundhaltung *Baum* ein und genieße die Kraft deiner Mitte.
g. Übe die *Amazone* zur anderen Seite und stell dir eine andere Situation vor, die du kraftvoll und bestimmt gemeistert hast, während du Amazone bist.

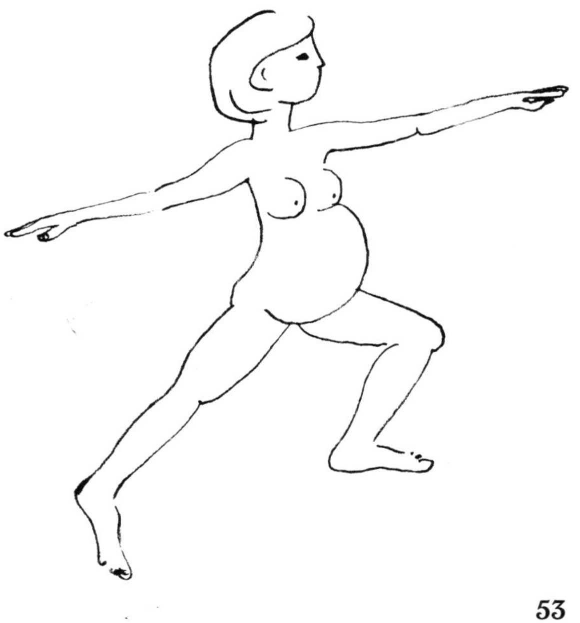

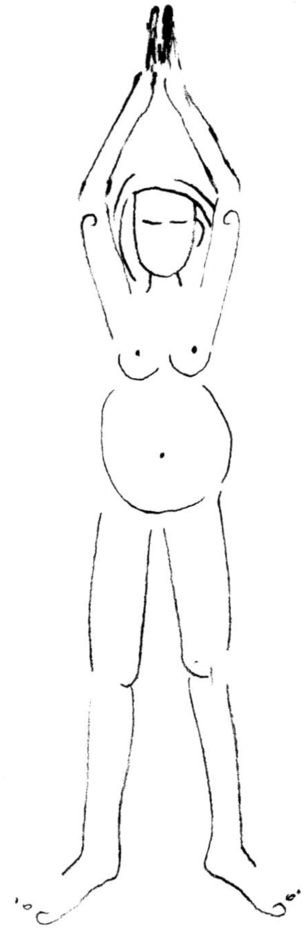

a. Ausgangshaltung *Baum*
b. Beim **Einatmen** läßt du die Arme über den Kopf schweben und faltest sie.
c. Beim **Ausatmen** bringst du die Arme mit den gefalteten Händen in die Höhe des Brustbeins und gehst dabei in die Hocke (die Fußsohlen sollten Bodenkontakt haben!)
d. Beim **Einatmen** aufrichten, die Arme mit gefalteten Händen sind wieder über dem Kopf.
e. **Ausatmen** und die Arme sinken lassen; du stehst jetzt wieder im *Baum*.
f. **Einatmen,** die Arme über den Kopf schweben lassen usw. im Atemrhythmus.
g. Nach dem siebten Mal bleibst du einige Zeit in der Hocke. Spüre diese für uns Mitteleuropäerinnen meist recht ungewohnte Position.
   Bewege das Becken – soweit das in der *Hocke* möglich ist – vor und zurück, ziehe kleine Kreise.
   Die Hocke ist eine ideale Haltung zum Gebären, die Schwerkraft kann mitwirken, das Becken ist geöffnet, der Rücken fast vollkommen entlastet und der Kontakt zum Boden optimal.

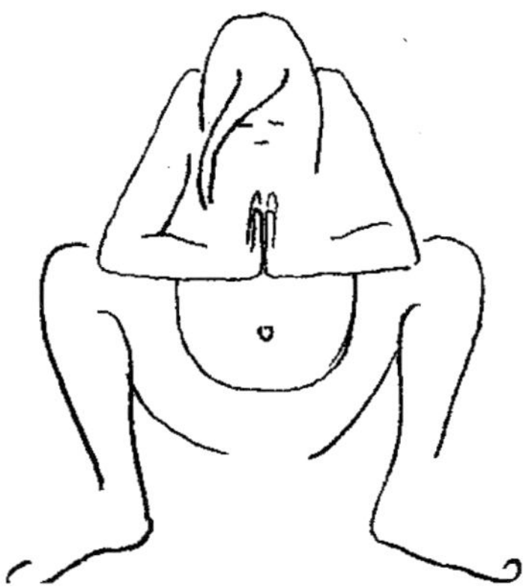

h. Beim **Einatmen** richtest du dich dann wieder auf, die Hände sind noch einmal über dem Kopf gefaltet.
i. **Ausatmen,** Arme sinken lassen, nachspüren und entspannen.

Zum Abschluß der Widdermond – Übungsserie kann ich dir die *Kerzenmeditation* (siehe Kap. *Meditationen...*) empfehlen, sie ist zugleich Augenübung und Blick in dein inneres Feuer!

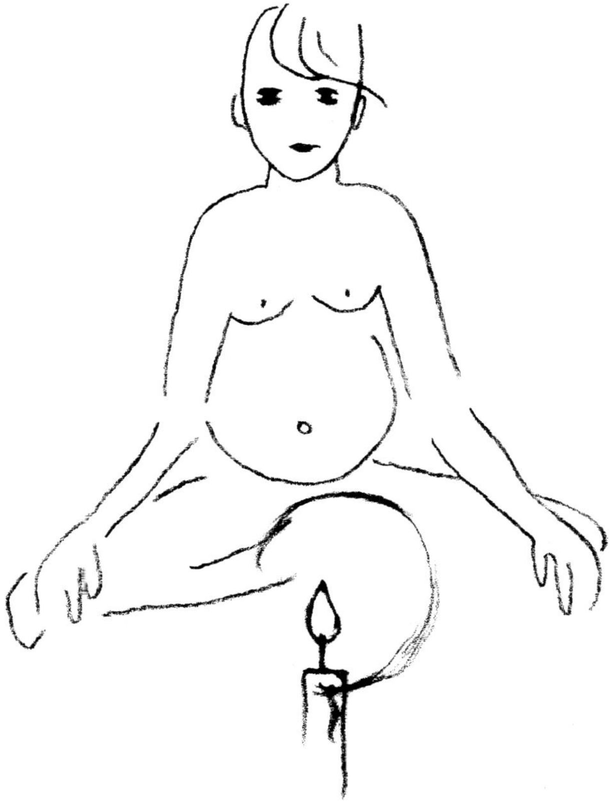

Mond im Stier – Venus

♉

Im Stier entfaltet der Mond seine erdig-sinnliche Kraft.
Die körperliche Einflußsphäre bezieht sich – scheinbar gegensätzlich – auf unseren Kopfbereich: Kiefer, Zähne, Ohren, Sprechorgane, Mandeln, Kehlkopf und Nacken.
Dem Mond im Stier wird Venus zugeordnet, jener Planet, dem auch das Tierkreiszeichen Waage untersteht.
Venus, „Planet der Frauen“ weist in diesen beiden Zeichen – Stier und Waage – wunderbar auf unsere weitgestreuten Fähigkeiten.
Im *Stier* symbolisiert Venus die körperliche Fruchtbarkeit, die Liebe, die Genußfähigkeit und die Freude an materiellen Dingen.
Die *Waage* repräsentiert die künstlerisch ästhetischen Fähigkeiten, die Kreativität auf allen Ebenen und die Liebe zur Welt.
Venus – Gestalterin und Verwandlungskünstlerin, irdische und luftige Begleiterin der Frauen. Die Schwangerschaft, in der sich die körperliche Fruchtbarkeit, das Streben nach materieller Absicherung (viele schwangere Frauen sehen sich nach einer neuen Wohnmöglichkeit um!) manifestiert, hat viele Qualitäten des Stiermondes. Hierher gehören die ausufernden und sinnlichen Feste Walpurgis oder Beltane.
Ich zitiere aus den „Nebeln von Avalon“, um diese Stimmung spürbar zu machen.
Das Hirschgeweih ist in seiner Symbolik den Hörnern des Stieres gleichzusetzen:
„Die Sonne ging auf, als die Frau Morgaine nach draußen führte. Sie trug wie die alte Frau einen Umhang mit den magischen Zeichen: Der Mond und das Hirschgeweih. ... Der Glaube zahlloser Geschlechter verlieh diesem Ritual seine eigene Kraft und Heiligkeit. Morgaine sah das runde Steinhaus hinter sich, vor ihr lag ein zweites und von dort führte man einen jungen Mann heraus. Sie konnte ihn nur undeutlich erkennen, die aufgehende Sonne schien ihr in die Augen. Sie sah nur, daß er groß und stark war und dichtes blondes Haar hatte. Ist er kein Mann des kleinen Volkes? Doch es stand ihr nicht zu, danach zu fragen. Die Männer des Stammes – allen voran ein alter Mann mit den sehnigen Muskeln eines Schmiedes und so schwarz wie seine Esse – bemalten den jungen Mann von Kopf bis Fuß mit blauem Waid. Dann warfen sie ihm einen Umhang aus ungegerbten Fellen um und rieben ihn mit Hirschfett ein. Auf seinem

Kopf befestigten sie ein Geweih. Ein leiser Befehl und er hob und senkte das Haupt um festzustellen, daß sich nichts lockerte. Morgaine blickte auf und sah die stolze Bewegung seines Kopfes. Plötzlich durchrann sie ein Schauer, ihre Waden spannten sich, und das Wissen drang in den geheimsten Teil ihres Körpers.
Es ist der Gehörnte. Es ist der Gott. Es ist der Gefährte der jungfräulichen Jägerin.
Man band ihr ein Gewinde aus roten Beeren um den Kopf und krönte sie mit den ersten Frühlingsblumen. Die kostbare Kette aus Gold und Horn wurde ehrfürchtig vom Hals der Stammesmutter genommen und Morgaine umgelegt. Sie spürte ihre Schwere wie das Gewicht des Zaubers. Die aufgehende Sonne blendete sie. Man gab ihr etwas in die Hand – eine Trommel aus gespannter Haut über einem umwundenen Reifen. Sie hörte sich trommeln, als kämen die Töne von weit her..."

Venus – astronomisches

Venus hat ungefähr die gleiche Größe wie unsere Erde. Sie ist einmal als Abendstern, dann als Morgenstern am Himmel zu sehen. Als Abendstern ist sie in den Wintermonaten unverkennbar, sie steht dann im Westen, ist einer der ersten Sterne, die am Himmel auftauchen und leuchtet sehr hell. Ihre unterschiedlichen Phasen sind schon mit einem einfachen Fernrohr zu unterscheiden. Venus rotiert im Vergleich zu den anderen Planeten im entgegengesetzten Drehsinn um die eigene Achse d.h. *retrograd.*
Venus umläuft die Sonne in 224,7 Tagen und rotiert in 243 Tagen einmal um ihre Achse: ein Venustag ist also länger als ein Venusjahr!
Sie ist von einer dichten Atmosphäre umgeben. Auf ihrer Scheibe zeigen sich keine Einzelheiten, die einer festen Oberfläche zugeordnet werden können. Es gibt also keine Venuskarten und keine Venustopographie. Die gelegentlich sichtbaren zarten weißlichen Flecken und dunklen Schattierungen sind Bestandteil der mächtigen Wolkenhülle.
Die Oberflächenbedingungen auf unserem inneren Nachbarplaneten sind außerordentlich extrem: die Atmosphäre besteht bis zu 96% aus Kohlendioxid, Sauerstoff ist mit weniger als 0,4% vertreten. Wasserdampf ist nur in Spuren vorhanden. Der „Treibhauseffekt" der Venusatmosphäre ist so stark, daß die Temperaturen an der Oberfläche bei Tag und Nacht nahezu gleich hoch sind. Sie liegen bei ca. 500° C und der atmosphärische Druck ist sehr hoch. Unter diesen Umständen kann selbst mit niedrigen Lebensformen kaum gerechnet werden.

Die Venusatmosphäre wird von starken Stürmen beherrscht. Die Windgeschwindigkeiten können bis zu sechsmal größer sein als bei irdischen Wirbelstürmen, was zu einer Glättung der Unebenheiten an der Oberfläche führt. Radarkarten weisen darauf hin, daß Venus wahrscheinlich einen wüstenartigen Charakter mit einigen Erhebungen und Rauhigkeiten hat.

Der Mond im Stier – Astrologisches

Mond im Erdzeichen Stier bedeutet Festigkeit, Gutmütigkeit und die Fähigkeit, irdische Geschenke zu genießen. Steht dein Mond in diesem Zeichen, bist du von einer Sehnsucht nach Ruhe, Geborgenheit und (materieller) Sicherheit erfüllt.
Du liebst die Natur und weißt um ihre unendliche Freigiebigkeit. Gern kümmerst du dich um Familienangelegenheiten, deinen Besitz und deinen Garten. Du achtest Beständigkeit, bist den Traditionen stark verbunden. Wahrscheinlich schätzt du auch eine gute und ausgewogene Ernährung, was für deine Gesundheit auch besonders wichtig ist.
In der Arbeit bist du meist zäh und ausdauernd, was von anderen manchmal als schwerfällig empfunden werden kann. Möglicherweise bist du eine leidenschaftliche Sammlerin. In deinen Träumen suchst du nach Schätzen, die du nur sehr schwer in dieser „anderen Welt" zurücklassen kannst.
Bei einem reich gedeckten Tisch spürst du den Fluß des Lebens, kannst die Freuden des Daseins genießen. Du bist immer bereit, Gäste zu bewirten und eine gewisse Trägheit scheint manchmal der Überlegung zu entspringen, daß das, was du den anderen auftischst, genauso gut für dich selbst bestimmt sein könnte.

Yogaübungen zu Mond im Stier

Yogaübungen zur Lockerung von Hals und Nacken

Apfelbiß

a. *Yogasitz* – spüre, wie die Energie aus der Erde in deine Wirbelsäule fließt, laß sie mit dem Einatmen aufsteigen, zwischen deine Schultern strömen, in die Halswirbelsäule und hinauf in den Kopf.

b. Beim **Einatmen** beuge deinen Kopf zurück in den Nacken; stülpe dabei die Unterlippe über die Oberlippe.
c. Beim **Ausatmen** neigst du den Kopf nach vorne. Spüre die Bewegung in Hals und Nacken, in der Wirbelsäule, bis hinunter zum Kreuz- und Steißbein. Der *Apfelbiß* lockert Hals und Nacken, das *Kehlchakra* wird geöffnet.

Ohr- zur-Schulterübung

a. Beim **Ausatmen** neigst du das linke Ohr zur linken Schulter.
b. Beim **Einatmen** bringst du den Kopf wieder in die Mittelposition.
c. **Ausatmen** – neige nun das rechte Ohr zur rechten Schulter.
d. Übe einige Male im Atemrhythmus.

Schnurratem

Diese Atemübung ist besonders geeignet, das *Kehlchakra* zu öffnen.
Viele Frauen spüren hier eine Unterbrechung des Energieflußes, was einerseits mit der Tatsache zu tun hat, daß wir sehr häufig Tätigkeiten im Sitzen ausüben, andererseits aber mit unserem Selbstbewußtsein zusammenhängt. Viele Ängste, Sorgen und (Selbst)Zweifel haben sich im Lauf der Jahre in unseren Nacken gesetzt, und wir beugen uns ihrem Gewicht. Es entstehen häufig chronische Verspannungen im Hals- und Nackenbereich, die sich als Halsschmerzen, Nackensteife, Kopfschmerzen oder als Störungen der oberen Luftwege äußern können. Besonders im Stiermond bietet sich eine gute Gelegenheit, Verspannungen dieses Bereiches zu entdecken und in weiterer Folge zu lockern bzw. aufzulösen.

a. *Yogasitz.*
b. Zieh den **Einatem** über deinen Kehlkopf, so daß ein Atemgeräusch ähnlich wie beim Schnarchen entsteht. Lege dabei deine Finger auf die Kehlgrube und spüre das leichte Vibrieren.
c. Den **Ausatem** läßt du ebenfalls über den Kehlkopf streifen – das hört sich an wie das Schnurren einer zufriedenen Katze.

Der *Schnurratem* bringt dich in einen Bewußtseinszustand *(Alphazustand)*, der etwas „unterhalb" des wachen Bewußtseins liegt. Im *Alphazustand* findest du leichter deine Mitte und bist entspannter. Du kannst diese Atemtechnik anwenden, wenn du Yogaübungen machst, probiere es einfach aus.

Summen und Tönen

a. *Yogasitz.*
b. Suche dir einen Ton, einen Klang, der deiner derzeitigen Stimmung entspricht. Summe zuerst leise einige Töne, finde heraus, welcher der angenehmste ist – es können auch mehrere Töne sein. Bleibe bei diesen Klängen, spüre die Bewegung deiner Stimmbänder, deiner Kehle. Stelle dir vor, wie diese Musik aus deiner Kehle strömt und sie ganz weit und groß macht.

Davonfliegender Schwan

a. *Fersensitz.*
b. Lege deine Hände auf deine Schultern, die rechte Hand auf die rechte Schulter, die linke Hand auf die linke Schulter.
c. Im Atemrhythmus drehst du die abgewinkelten Arme in möglichst großen Kreisen. Spüre die Bewegung in den Schultergelenken.
d. Wenn du die Arme ein paarmal im Kreis geschwungen hast, **atme ein,** die Arme bleiben oben, solange der Einatem stehen bleibt.
e. **Atme aus,** laß die Arme sinken und entspanne sie. Nachspüren.
f. Wiederhole die Übung ein zweites Mal.

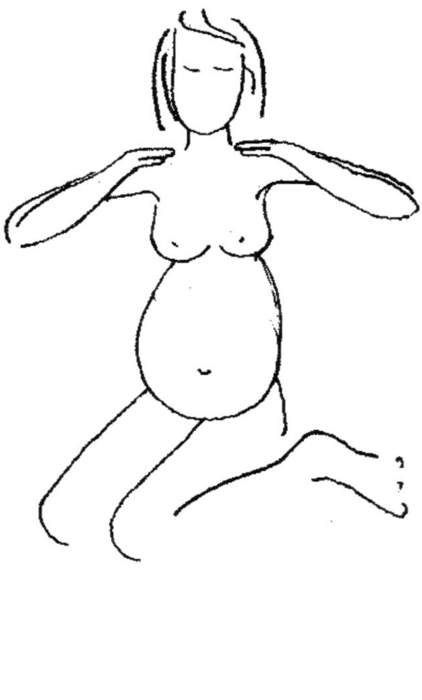

Kuh

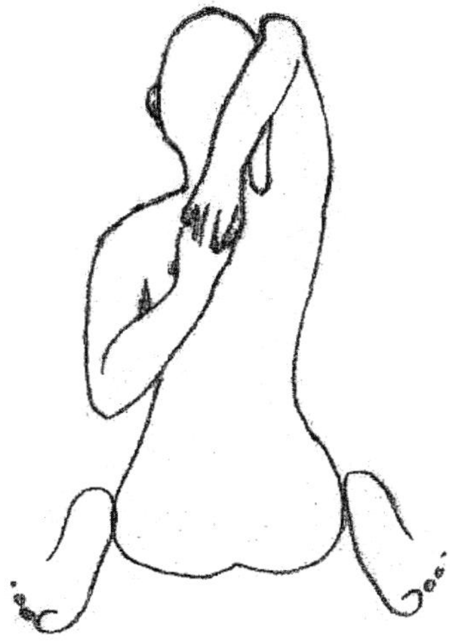

a. Bleib im *Fersensitz,* oder, eine Variation, setz dich zwischen deine Beine.
b. Hebe den rechten Arm über die rechte Schulter, den Ellbogen abgewinkelt, so daß die Hand auf dem Rücken abwärts weist. Lege die linke Hand hinter den Rücken und ergreife die Finger der rechten Hand bzw. nähere sie an. Laß deinen Atem fließen. Die Wirbelsäule ist aufrecht und gerade. Nachspüren.
c. Mach die Übung zur anderen Seite. Entspannen und Spüren.

Halbe Brücke

Diese Übung regt das *Halschakra* und das *Hara* (siehe *Mond im Widder*) an.

a. *Langsitz,* die Hände neben dem Popo aufgestützt.
b. Beim **Einatmen** zieht dich das Becken hoch, der Kopf sinkt zurück in den Nacken, die Hände stützen dich.
c. Beim **Ausatmen** setzt du dich auf den Boden zurück, den Kopf neigst du Richtung Brustbein.
d. Übe im Atemrhythmus. (Jedoch nicht öfter als 20x)

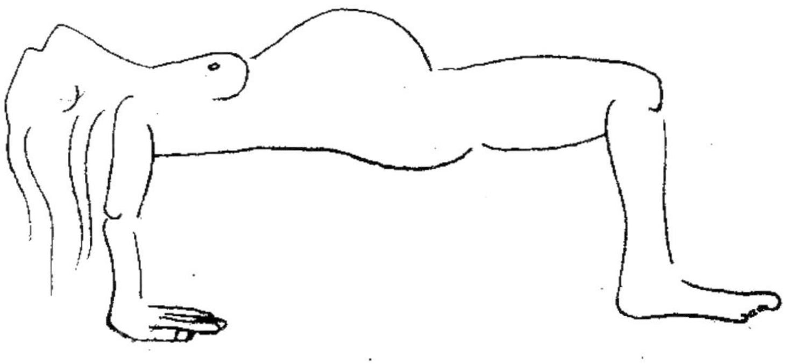

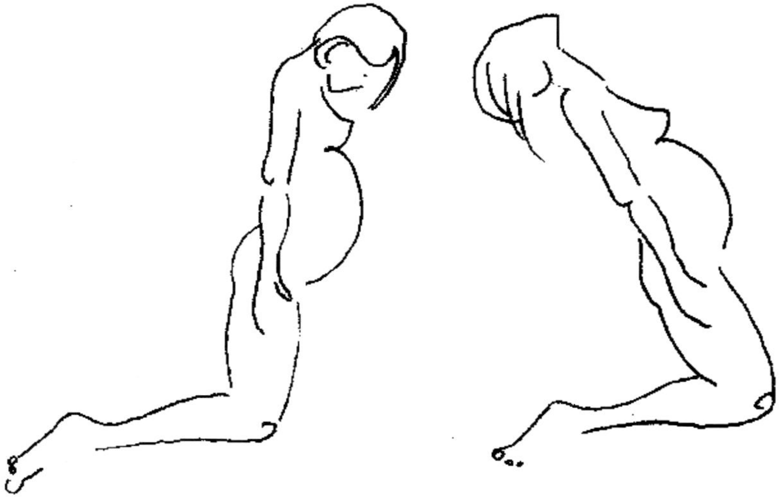

Kamelvariation

a. *Kniestand*
b. Beim **Ausatmen** beugst du dich mit angelegten Armen nach hinten, der Kopf sinkt in den Nacken, zieh deinen Schließmuskel zusammen.
c. Beim **Einatmen** beugst du deinen Körper leicht nach vorne, den Kopf neigst du Richtung Brustbein.
d. Übe im Atemrhythmus und überanstrenge dich nicht, spüre die starke Energiezufuhr vom *Wurzelchakra*.

Gesichtsmassage

Du liegst am Rücken, die Beine ausgestreckt oder aufgestellt. Dann massierst du dein Gesicht, indem du zuerst die Finger über die Stirn streifen läßt, von den Augenbrauen nach oben, dann führst du deine Finger an den Schläfen hinunter bis zum Kinn, an deinen Mundwinkeln vorbei, dann seitlich der Nase hinauf zur Stirn und streifst sie wieder aus.
Massiere dein Gesicht solange es dir angenehm ist und spüre das Prickeln und die Entspannung. Diese Massage fördert die Durchblutung der Haut und wirkt regelmäßig angewendet, gegen Faltenbildung.

Schmetterlingsübungen

Schmetterling in Rückenlage

a. Rückenlage, geh in die Schmetterlingshaltung: die Beine abwinkeln, die Fußsohlen berühren einander, die Hände sind hinter dem Kopf verschränkt.

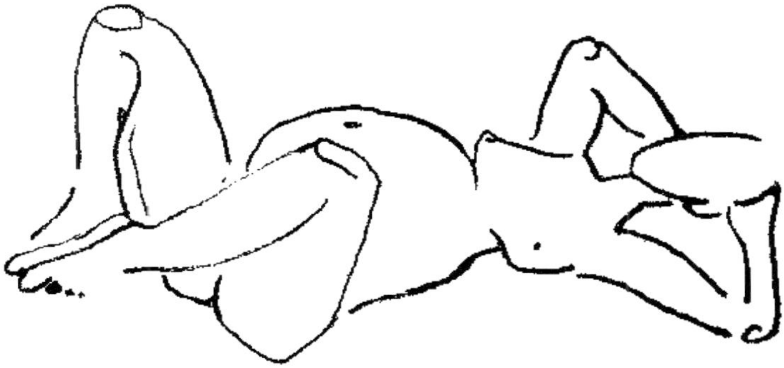

b. Beim **Ausatmen** hebst du mit den verschränkten Händen den Kopf hoch. Übe sehr sanft und spüre die Bewegung der Halswirbelsäule und die Fortsetzung der Bewegung in die Wirbelsäule.
c. Übe einige Male im Atemrhythmus.
d. Hebe deinen Kopf hoch und bleibe einige Atemzüge lange in dieser Haltung.
e. Lege dich zurück in den Schmetterling, die Hände auf den Bauch. Entspannen und Nachspüren.

Gefalteter Schmetterling

a. Schmetterling in Rückenlage, die Hände hinter dem Kopf verschränken.
b. Beim **Ausatmen** bewegst du den rechten Ellbogen Richtung linkes Knie.
c. Beim **Einatmen** gehst du zurück in den Schmetterling in Rückenlage.
d. Beim **Ausatmen** dieselbe Bewegung zur anderen Seite.
e. Übe im Atemrhythmus und bleibe auf jeder Seite einige Atemzüge lang. Laß deinen Atem tief und ruhig fließen, spüre Hals, Nacken und die leichte Drehung deiner Wirbelsäule.
f. Den Schmetterling auflösen, Beine aufstellen oder ausstrecken. Entspannen und Nachspüren.

Venus – Atemübung

Stell dich in eine eher weitere Grätsche, breite deine Arme auseinander. Spüre, daß dieses Auseinanderbreiten die Schulterblätter und das Herzchakra öffnet. Eine Handfläche ist nach oben geöffnet, die zweite öffnet sich zum Boden. Die nach oben zeigende Handfläche (meistens die linke), nimmt die kosmische Energie auf, stell dir vor, daß sie durch deinen Körper zur anderen Hand fließt und von dort in den Boden strömt. Probiere, welche deiner Hände die Energie aufnimmt, welche sie abgibt.
Die Energie von oben kann sich wärmer anfühlen, jene die du abgibst, ist meist etwas kühler.
Spüre den Fluß der Energie durch deinen Körper und den sanften und tiefen Rhythmus deines Atems.

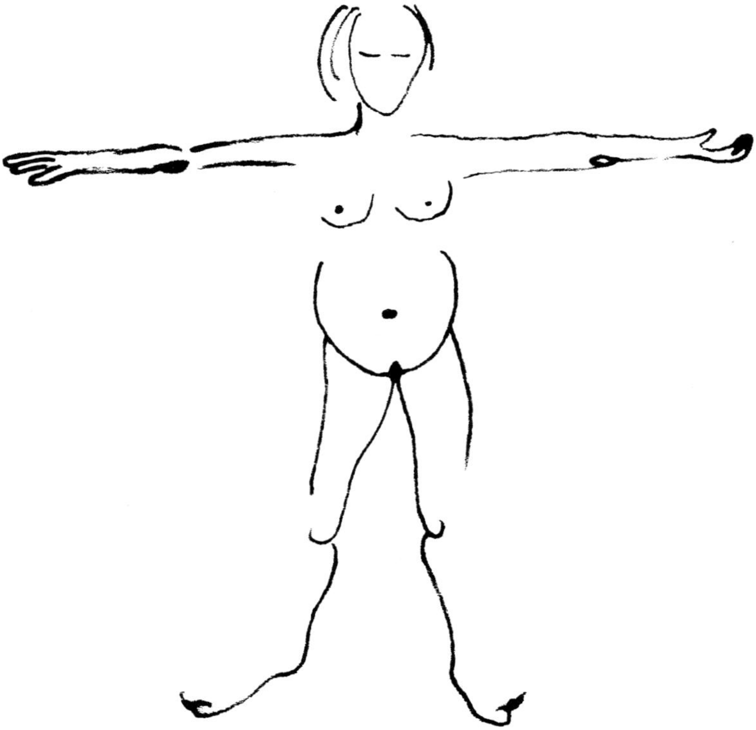

Mond in den Zwilligen – Merkur

Der Mond in den Zwillingen liebt das luftige Element.
Er ist an vielen Orten gleichzeitig, seine Gedankenspiele sind wechselhaft, drehen sich mit dem Wind.
Dem Zwillingsmond wird Merkur zugeordnet. Er ist der sonnennächste Planet und bewegt sich in 88 Tagen einmal um die Sonne.
Merkur repräsentiert die Denkfähigkeit des Menschen. Sein rascher Lauf und seine seltene Sichtbarkeit umgeben ihn mit einer Aura von Geheimnis und ständiger Bewegung. Als Symbol einer Gottheit wurde ihm die Botenfunktion des mächtigen Sonnengottes verliehen. Merkur wird sowohl dem Tierkreiszeichen der Zwillinge als auch dem der Jungfrau zugeordnet.
Im Zeichen der *Zwillinge* stehen der listige Einfallsreichtum, das diplomatische Verhandlungsgeschick und die Magie des Augenblicks im Vordergrund.
Der Mond in der *Jungfrau* repräsentiert die intellektuelle Seite unseres Verstandes, das logisch-mathematische Denken und naturwissenschaftliche Fähigkeiten.
AstrologInnen meinen, daß Merkurs Sonnennähe die zentrale Bedeutung des Denkens für das menschliche Dasein impliziert.
Die körperliche Einflußsphäre des Mondes in den Zwillingen bezieht sich auf den Schultergürtel, die Arme, Hände, die kleinen Gelenke (Hand und Finger-, Fuß- und Zehengelenke) bzw. auf das zentrale Organ unserer ersten Kommunikation mit der Welt: auf die *Lunge.*
Die Lunge ist unser größtes Organ, könnten wir sie mitsamt den Lungenbläschen auf einer Ebene ausbreiten, überdeckte sie ungefähr die Fläche eines Fußballfeldes!
Wenn ein Baby zur Welt kommt, ist es der erste Atemzug, mit dem seine Lunge Energie aufnimmt, erstmals getrennt von der Mutter.
Wird die Nabelschnur zu früh durchtrennt (bevor sie auspulsiert hat), ist die Lunge noch nicht auf den ersten Atemzug vorbereitet. Ich zitiere eine drastische Schilderung aus einem Buch über Kriya-Yoga:
„Babys werden auf grausame Art in die Welt gebracht, auf ihre Empfindungen wird keinerlei Rücksicht genommen. Ärzte trennen die Nabelschnur ab, bevor die kleinen Lungen Gelegenheit haben, die Flüssigkeit, mit denen sie im Uterus gefüllt waren, loszuwerden. Der erste Atemzug

eines Babys ist daher erfüllt von Panik und einem beißenden Schmerz, wenn die zarten Gewebe das erste Mal dem Luftstrom ausgesetzt sind. Viele von uns erholen sich von diesem Trauma nie mehr und nehmen nie mehr einen vollen Atemzug – aus Furcht vor weiterem Schmerz."
Der tiefe Fluß unseres Atems ist tatsächlich von grundlegender Wichtigkeit um – hier schließt sich der Kreis – den Geist, die ewig herumwirbelnden Gedanken zur Ruhe zu bringen. Erst dann können wir uns entspannen, unsere *Mitte* finden.
Die in diesem Buch vorgestellten Atemübungen helfen, den Atem zuerst einmal bewußt wahrzunehmen, ihn dann zu vertiefen und damit langsamer fließen zu lassen.
Mach einen kleinen „Versuch" (womit auch der wissenschaftliche Zugang gesichert wäre!). Zähle deine Atemzüge pro Minute. Die „durchschnittliche" Europäerin macht ca. 15 Atemzüge pro Minute. Der Atem ist dann meist zu flach, d. h. Bauch und Becken bewegen sich kaum in seinem Rhythmus. Ich kann mich erinnern, in der Schule gelernt zu haben, daß „Brustatmung" weiblich sei, „Bauchatmung" männlich. Ein fataler Irrtum, der uns Frauen von der Energiequelle in unserem Bauch (vom *Hara*) trennt und dazu verdammt, ruhelos und unterversorgt durch den Alltag zu hasten.
Flachatmung kontrolliert das *symphatische Nervensystem,* jenes System, das uns auf Kampf oder Flucht vorbereitet. Wenn wir ständig zu rasch atmen, nimmt unser Körper an, daß wir dauernden Gefahren ausgesetzt sind, was eine der Grundlagen für die meisten Krankheiten schafft.
Können wir den Atem auf ca. 8 Mal pro Minute verlangsamen, breiten sich Gefühle wie Ruhe, Gelassenheit und Zuversicht aus – du wirst das schon bei den ersten Versuchen bemerken.
Ein ruhiger Atemrythmus (die Bauchatmung) aktiviert das *parasymphatische Nervensystem,* das für Entspannung und Wohlergehen sorgt.
Auch während der Geburt ist der tiefe Atemfluß das allerwichtigste!
Die Bauchatmung garantiert die optimale Funktion unserer Hirnanhangdrüse (Hypophyse), wenn wir den Ein- und Ausatem durch die Nase fließen lassen. Die etwa erbsengroße Hypophyse ist das Steuerungsorgan unseres Hormonhaushalts, während der Schwangerschaft produziert sie die „Schwangerschaftszellen" aus denen das *Prolaktin* (die Milchsekretion auslösendes Hormon, wirkt durch vermehrte Progesteronbildung schwangerschaftserhaltend) ausgeschüttet wird. Wir können die Funktion der Hypophyse durch die Nasen-Bauch-Atmung optimieren und haben damit den Grundstein für Gesundheit und Wohlbefinden gelegt.
Mond in den Zwillingen-Tage sind hervorragend geeignet, unserem Schultergürtel etwas Gutes zukommen zu lassen. Hier können die beschriebenen Übungen wahre Wunder bewirken.

Merkur – Astronomisches

Merkur wird als sonnennächster Planet meist von deren Lichtfülle überblendet. Nur wenn er – von der Erde aus gesehen – am weitesten von der Sonne entfernt ist, können wir ihn morgens oder abends halb beleuchtet oder sichelförmig am Himmel sehen.
Er ist ungefähr halb so groß wie unsere Erde.
Merkur ist neben Mars der einzige Planet, auf dem mit Fernrohren Einzelheiten der Oberfläche erkennbar sind.
Die Atmosphäre von Merkur ist außerordentlich dünn, es können sich aufgrund der geringen Entweichgeschwindigkeit und Schwerebeschleunigung (ein Maß für die Anziehungskraft) an der Oberfläche nur schwerere Gase wie Kohlendioxid oder Argon halten.
Das führt zu extremen Temperaturschwankungen zwischen der Tag- und der Nachtseite. Dabei ist zu berücksichtigen, daß ein Sonnentag auf Merkur 176 irdischen Tagen entspricht. Steht Merkur im *Perihel* (an seinem sonnennächsten Punkt) liegen die Maximaltemperaturen bei 425° C, die Minimaltemperaturen auf der Nachtseite unter −170° C.
Die Rückstrahlfähigkeit für das Sonnenlicht (*Albedo*) ist äußerst gering, sie liegt noch unter jener des Mondes. Es werden nur 5% des auftreffenden Sonnenlichts reflektiert.
Merkurs Kern, der ca. 80% seiner Gesamtmasse ausmacht, besteht aus Eisen. Oberfläche und Mantel sind aus Silikatgestein. Merkur ist von Kratern übersät, in der dünnen Atmosphäre gibt es lediglich winzige Mengen von Helium, Wasserstoff und anderen Gasen, die vom Sonnenwind eingefangen werden.

Mond in den Zwillingen – Astrologisches

Bist du im Zwillingsmond geboren, so sprichst du viel und gern, bist kontaktfreudig, neugierig und hast eine ausgeprägte Phantasie. Dein Intellekt ist sehr präzise, rasche Auffassungsgabe und großer Einfallsreichtum bestimmen dein rasantes Leben. Du begeisterst dich schnell für Ideen, die du oft etwas oberflächlich verfolgst, bevor du dich wieder neuen Zielen widmest.
Dein Gefühlsleben ist unruhig, denn Abwechslung ist das Salz des Lebens. Du hältst es nicht lange am selben Platz aus.
Heute so, morgen eben so und übermorgen wahrscheinlich wieder anders oder vielleicht auch nicht. Du hältst mit deiner Meinung nicht zurück und wirkst aufgrund deiner Offenheit entwaffnend.

Du hast eine unkomplizierte, tolerante und fröhliche Natur, nimmst das Leben leicht, liebst Reisen und Abenteuer. Manchmal könnte etwas mehr Ausdauer nicht schaden.
Entdecken wir die Qualität des Mondes in den Zwillingen in uns und lassen folgenden Gedanken wirken: „Meine List und mein Einfallsreichtum machen das Leben leichter als es scheint."

Yogaübungen zum Mond in den Zwillingen

Atemübung

Wirbelnder Merkur

Der *Wirbelnde Merkur* hat eine anregende Wirkung auf die Zirbeldrüse (sie steht mit dem *Scheitelchakra* in Verbindung). Es werden ihr daher verjüngende Effekte nachgesagt. Die Wirbel, die dabei entstehen, beeinflussen insbesondere die Knie-Subchakren, das *Wirbelnde Zentrum der Lust* (Hara), Leber, Milz und das *Kehlchakra*.

a. Ausgangshaltung: *Baum*
b. Breite deine Arme zur Seite, eine Handfläche ist nach oben geöffnet, sie ist die „aufnehmende", die andere Handfläche zeigt zum Boden, ist die „abgebende". Probiere aus, welche deiner Hände Energie aufnimmt, welche sie abgibt (meist ist die linke die aufnehmende).
c. Such dir einen Fixpunkt an der Wand gegenüber und drehe dich dann im Uhrzeigersinn um die eigene Achse (langsam oder schnell, wie es dir am angenehmsten ist), wobei der rechte Arm nach hinten führt,
d. Zähle, wie oft du an deinem Fixpunkt vorüberkommst; dreh dich solange, bis dich ein leichtes Schwindelgefühl erfaßt, aber nicht öfter als 20 Mal.
e. Laß die Arme sinken und spüre die wirbelnde Energie Merkurs um deine Knie, das Becken, den Hals und den Kopf.

Leuchtender Schädel

Diese Atemübung reinigt Nase und Bronchien, regt die Verdauungs- und Ausscheidungsorgane an, befreit von überschüssigen Kohlendioxid und

baut einen Vorrat an Sauerstoff auf; sie wirkt belebend auf das gesamte Nervensystem.
Beim Ausatmen wird mit sanften willentlichen Nachdruck mitgeholfen, der Einatem fließt von selbst nach.

a. *Yogasitz* – Spüre den tiefen Fluß deines Atems, beim Einatmen erhöht sich der Druck des Beckenbodens auf den Untergrund, beim Ausatmen läßt er ein wenig nach.
b. **Atme aus,** indem du den Ausatem mit dem Bauch, den du sanft einziehst, hinausdrückst. Sobald der Ausatem völlig aus dir hinausgeflossen ist, entspannt sich dein Bauch und
c. der **Einatem** strömt von selbst nach.
d. Wiederhole zwanzig bis fünfzig Mal.
e. Nach den Wiederholungen fließt der Einatem langsam und lange nach, bis die Lungen gefüllt sind, konzentriere dich jetzt ein paar Sekunden auf den Bereich zwischen und hinter den Augenbrauen (das *Dritte Auge*), dann laß deinen Atem wieder ausströmen.

Herzbaum

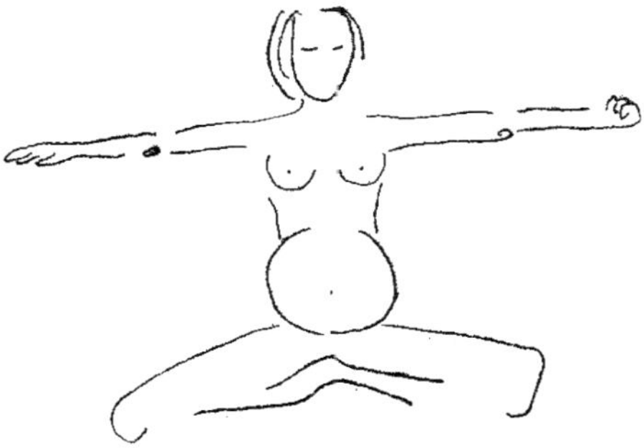

a. Yogasitz, breite deine Arme wie die Schwingen eines Vogels zur Seite, spüre die Weite zwischen deinen Schulterblättern.
b. Öffne die linke Handfläche zum Himmel und schau zu ihr,
c. **atme ein** und hol dir dabei die Energie von oben, mach eine Faust, um die Energie zu „halten",
d. zieh den **Einatem** (die Energie) über das Herz zur anderen Hand, wobei auch dein Kopf die halbe Drehung mitmacht, bis deine rechte Hand ins Blickfeld kommt, die linke Faust drehst du nach unten,

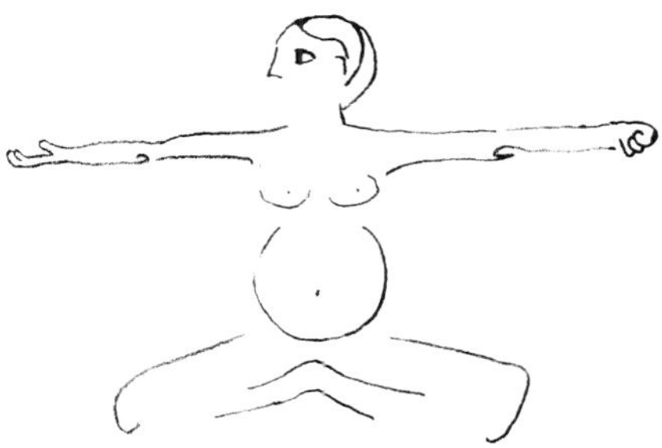

e. beim **Ausatmen** drehst du die rechte Hand zum Himmel und läßt den Atem hinauf strömen.
f. Laß deinen Atem ein paarmal über dein Herz fließen,
g. Arme sinken lassen, entspannen und nachspüren.

Vogelflug

Diese Atemübung macht die Hüftgelenke weich und geschmeidig, fördert die Durchblutung des Beckens und der Beckenorgane und vertieft den Atem.

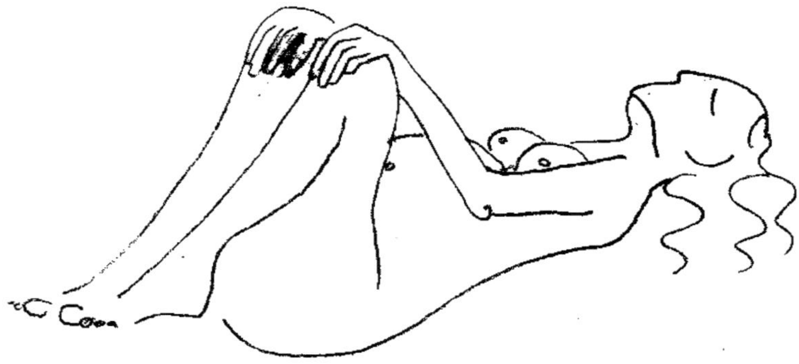

a. Rückenlage, die Beine sind aufgestellt. Zieh die Knie zu dir und halte sie mit den Händen (die Hände bleiben während der ganzen Übung an den Knien!).

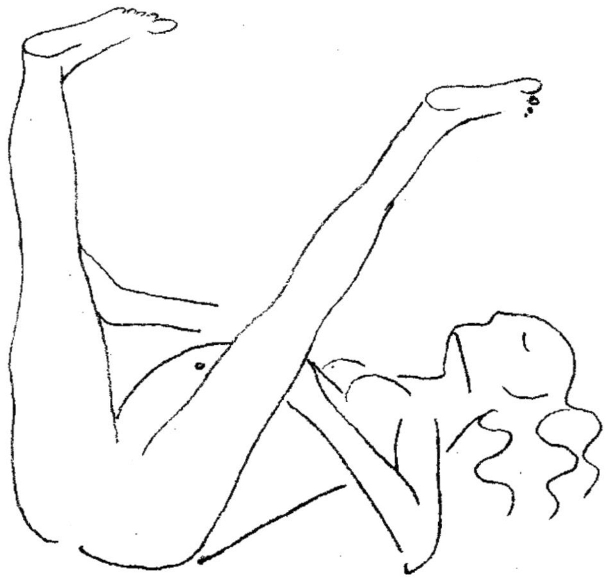

b. **Einatmen** – laß deine Knie auseinanderfallen, grätsche die Beine, streck sie dabei hoch, die Zehen zeigen zuerst nach außen,

c. bring die Fersen der gestreckten Beine zueinander, dann schließe auch die Zehen,
d. **ausatmen** – die Beine abwinkeln und hinuntersinken lassen,
e. **einatmen** – Knie auseinanderfallen lassen, Beine grätschen usw.
f. Übe den *Vogelflug* im Atemrhythmus.
g. Dann entspannen und nachspüren, die Beine aufgestellt oder ausgestreckt (oder du rollst in die Seitenlage, wenn dein Bauch danach verlangt).

Yogaübungen zur Lockerung des Nackens und der Schultern

Schulterkreisen

a. *Yogasitz* – die Hände liegen am Bauch.
b. Kreise deine Schultern im Atemrhythmus zuerst in die eine, dann in die andere Richtung.
   Richte deine Aufmerksamkeit auf die Beweglichkeit der Schultergelenke.

Schulternheben

a. *Yogasitz* – die Hände liegen im Schoß.
b. **Einatmen** – hebe die Schultern hoch, Richtung Ohren.
c. **Ausatmen** – drücke die Schultern hinunter.
d. Wiederhole die Übung ein paar Mal.
e. Beim **Einatmen** heb die Schultern hoch, laß den Atem stehen und die Schultern oben.
f. **Atme aus** und deine Schultern sinken hinunter, entspanne sie vollkommen.

Elefant

Der Elefant ist eine *Dreiecksübung*. Er festigt Standhaftigkeit und Erdverbundenheit. Außerdem dehnt er den Schultergürtel.

a. *Fersensitz*, die Knie leicht grätschen, falte deine Hände im Nacken.
b. **Ausatmen** – ein Ellbogen bewegt sich Richtung Knie,

c. **einatmen** – zur Mitte kommen,
d. **ausatmen** – übe zur anderen Seite. Achte darauf, daß die Ellbogen nach hinten ziehen und somit die Spannung erhalten bleibt.
e. Übe einige Male im Atemrhythmus.
f. Bleib dann auf jeder Seite einige tiefe und ruhige Atemzüge lang im Elefant, spüre die Dehnung im Schulterbereich und in den Flanken.
g. **Ausatmen,** zur Mitte kommen, Arme in den Schoß legen und entspannen.

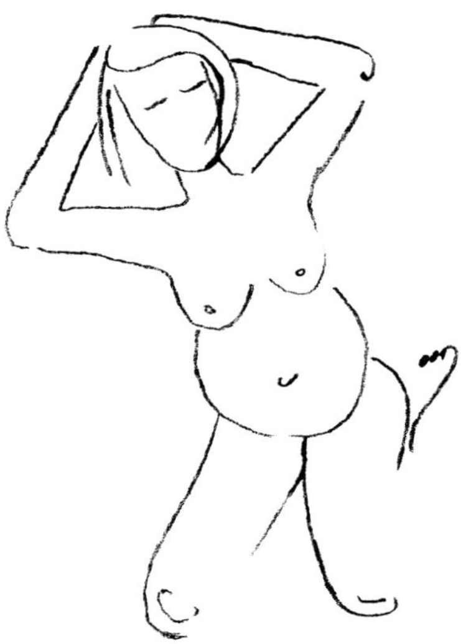

Pelikan

Der Pelikan streckt und dehnt den Rücken, die Wirbelsäule und den Schultergürtel, er fördert die Durchblutung des Beckens und der Beckenorgane.

a. *Fersensitz,* Beine grätschen.

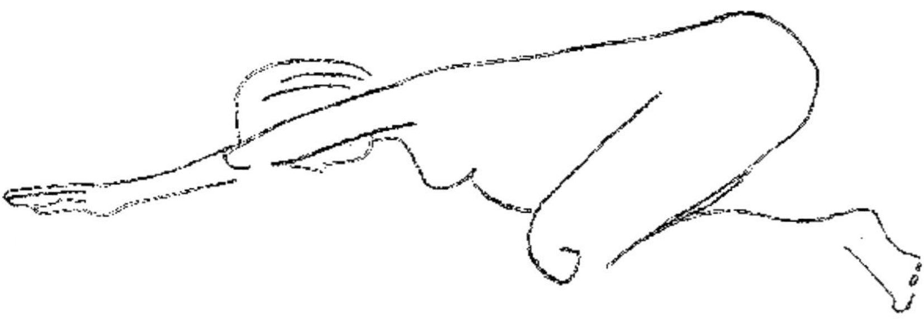

b. **Ausatmen** – du beugst dich mit gestreckten Armen nach vorne, legst sie auf den Boden, bis deine Stirn den Boden berührt.
c. Die Haltung ein paar Atemzüge lang spüren.
d. Langsam wandern die Hände Richtung Becken.

e. **Ausatmen** – die Arme ausbreiten, sie werden zu den Schwingen des Pelikans, dabei gehst du langsam hoch, bis dein Rücken eine gut gestreckte, etwas nach vorne geneigte, schiefe Ebene darstellt; den Kopf spürst du in Verlängerung deiner Wirbelsäule (Achtung: Achte darauf, daß dein Becken nicht ins Hohlkreuz kippt!).

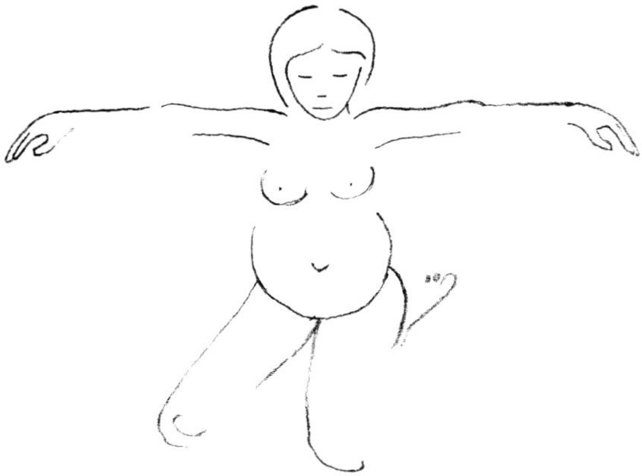

f. Dein Atem fließt ruhig und tief, die Schultern ziehen nach hinten und du spürst die Weite im Bereich des Brustbeins (des *Herzchakras*).
g. **Ausatmen** – nochmals in die Pelikanhaltung am Boden zurückkehren,
h. den Atem fließen lassen,
i. **ausatmen** – langsam hochkommen, entspannen und spüren. Wiederhole die Übung ein zweites Mal.

Krähe

Die Krähe ist eine Übung für Fortgeschrittene, aber so schwierig wie sie aussieht, ist sie auch wieder nicht! Jedenfalls ist sie einen Versuch wert.

a. Geh in die Hocke, die Füße haben vollständigen Bodenkontakt, die Hände legst du vor dir auf den Boden.
b. **Ausatmen** – stütze deine Knie etwas über den Ellbogen ab, geh mit dem Oberkörper nach vorne und heb langsam deine Füße vom Boden ab, so daß du auf den Händen stehst.

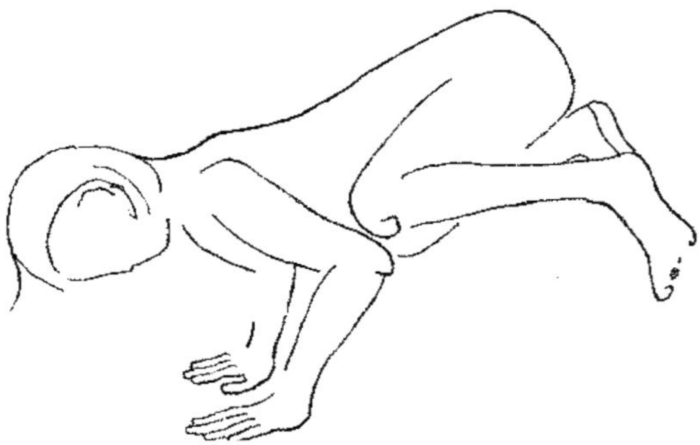

c. Halte nun die Balance und laß den Atem fließen.
d. Kehre in die Hocke zurück, dann mache die Krähe ein zweites Mal.

Die Krähe kräftigt den Schultergürtel, dehnt den Geburtsweg, stärkt Becken und Beckenorgane.

Lockern und Schütteln der kleinen Gelenke

Gelenke der Füße und Kniegelenk

a. Du stehst im *Baum.*
b. Heb zuerst das linke Bein und halte den Oberschenkel, beweg deine Zehen, spreize sie, „mach eine Faust", dreh den ganzen Fuß vom Sprunggelenk her, beschreibe Kreise in beide Richtungen.
c. Jetzt geht die Bewegung vom Knie aus: Dreh deinen ganzen Unterschenkel samt Fuß abwechselnd in beide Richtungen.
d. Stell das Bein ab und spüre den Unterschied zwischen dem linken und dem rechten Bein.
e. Übe mit dem rechten Bein.

Gelenke der Finger und Ellbogengelenk

a. Spreize zuerst die Finger beider Hände, laß sie auf einem imaginären Klavier spielen.
Koste die Beweglichkeit deiner Finger aus und schau sie dir dabei an.
b. Dann beziehst du auch die Handgelenke in die Bewegung ein, beschreibst Kreise und Achterschlingen, nach einigen Atemzügen laß die Bewegungen vom Ellbogengelenk ausgehen.
c. Zeichne schwungvolle Linien und Muster in die Luft, du bist eine Tänzerin, die ihren Tanz mit der Ausdruckskraft ihrer Arme und Hände beginnt. Die Augen tanzen mit, indem sie die Hände mit ihrem Blick begleiten.
Langsam beginnt auch das Becken mitzuschwingen, deine Beweglichkeit, deine Anmut tragen dich durch Raum und Zeit...

Mond im Krebs – Mond

Weit gegen Süden bin ich gewandert, dem riesigen Wasser meines Sehnens, dem unendlichen Schmerz und der großen Liebe zu begegnen. Oft hab ich das Rauschen der Wellen im Traume gehört, habe mich im letzten Augenblick vor wild daherrollenden Wellen retten können. Schon spüre ich den Hauch des Meeres, glaube, ein Glitzern am Horizont zu sehen, helle Bläue, die sich mit dem Himmel vereint. Hoch steht die Sonne, brennend fließt ihre Glut durch die Weite.

In der Luft liegt die Würze von Rosmarin, ich bücke mich, zerreibe silbrig schmale Blättchen zwischen den Fingern, der herbe Duft berauscht meine Sinne, beflügelt den Schritt. Der steinige Weg auf dem ich Fuß vor Fuß setze, windet sich in Serpentinen einen von der Hitze duftenden Hang hinab. Weiße Steine begrenzen die Weiden der Schafe, die in der dürren Landschaft nach Nahrung suchen. Friedlich stehen die Tiere beieinander, zupfen die seltenen Halme.

Staunend bleibe ich stehen, die Ruhe, der warme Duft und das Meer, das mich jenseits der Heide erwartet, erfüllen mich mit überschäumender Wonne und doch rinnen Tränen aus meinen Augen, Tränen der Trauer über die Vergänglichkeit, das Dahinwelken all dieses Lebens und ich beweine all jene Wesen, die keinen Anteil am Glück dieser wilden Freiheit haben.

Aus der Ferne, vom Wasser, dringt plötzlich ein Heulen an meine Ohren.

Ist es die Sirene eines auslaufenden Schiffes oder das Heulen der Wölfin aus einem der knorrigen Wälder, die ich auf meiner Reise durchquerte? Das Heulen ruft mich zurück, rasch folge ich meinem Weg.

Die Sonne glüht rosenrot am Ende meiner Welten, auch sie wird versinken in den Fluten der See.

Frischer Wind bläst mir das Haar aus dem Gesicht, ich spüre das Klopfen des Herzens und aus der Stille der trockenen Landschaft tönt leise das gleichmäßige Lied der Brandung – zsch – zsch – zsch.

Ich laufe, springe, Steine, Unebenheiten zurücklassend, feucht wird mein Atem und endlich, endlich liegst du vor mir, Geliebte! Und wieder fließen Tränen, jetzt sind es Tränen des Glücks. Ich stehe am steilen Ufer, ein unwegsamer Abhang trennt mich von ihr. Forschend sucht mein tastender Blick einen Ausweg, zu stark ist die Begierde entfacht, mich endlich mit ihr zu vereinen.

Ich laufe am Ufer entlang, außer Atem und völlig erhitzt erreiche ich einen sanften Hang der mich hinunterträgt zu jener hellschimmernden Bucht, in die das Wasser seit Millionen von Jahren die zu Sand zerriebenen Steine, Muscheln und versunkenen Schiffe trägt. Hinab führt mein Weg, hinunter zum Meer. Weich versinken die Füße im Sand, ich entkleide mich, der Wind streichelt meine warme Haut mit seinem nach Salz und Fischen duftenden Atem. Wellen lecken an meinen Füßen. Feierlich vollende ich meine Suche, verschmelze mit der unendlichen See. Sie wiegt mich in ihren Armen bis der blutrote Mond aus den Wellen steigt, meine Seele zu grüßen.

Mond, Mond – Astronomisches

Neben der Sonne ist der Mond der auffälligste Himmelskörper, den wir mit freiem Auge sehen können.
Seine Größe entspricht ungefähr einem Viertel der Größe unserer Erde, die Entfernung von der Erde beträgt 384.000 km, das ist etwa 30 Mal der Erddurchmesser.
Niemand kann erklären, warum die Erde zu so einem riesigen Mond gekommen ist – er ist fast so groß wie *Io,* der größte Trabant des Riesenplaneten Jupiter.
Merkur und Venus, die beiden inneren Planeten, konnten keinen Mond „halten", die Anziehungskraft der Sonne ist einfach zu mächtig. Wie aber kam die Erde zu ihrem Mond...?

Die Umlaufzeit des Mondes um die Erde kann verschieden definiert werden:

- als *synodischer Monat,* das ist die Zeitspanne zwischen zwei gleichartigen Mondphasen, z. B. von Neumond zu Neumond, der synodische Monat dauert 29 $^{1}/_{2}$ Tage.
- Der *siderische Monat* ist die Zeitspanne zwischen zwei aufeinanderfolgenden Vorübergängen an demselben Stern und dauert 27 Tage und 8 Stunden.

„Zeit" ist keine fixe Konstante, wenn wir unseren Blick auf den Mond richten. In einer Gegenwart, die Sekunden, Zehntel- und Hundertstelsekunden über SiegerInnen und VerliererInnen entscheiden läßt, mag das eine angenehme Erfahrung sein – ruhig bleiben und ausatmen!
Der Mond durchläuft bei seiner Umkreisung der Erde verschiedene Phasen, die durch die Sonneneinstrahlung bedingt werden.

Bei *Neumond* ist der Erdtrabant unsichtbar. Seine dunkle Nachtseite (es ist immer die gleiche Seite die dunkle, die andere, die abgewandte) ist der Erde zugekehrt. Etwa zwei bis drei Tage danach taucht abends im Westen eine zunehmende Sichel auf. Pro Tag verspätet sich Auf- und Untergang des Mondes um durchschnittlich fünfzig Minuten. Etwa sieben Tage nach Neumond ist erstes Viertel (*zunehmender Halbmond*), der bei Sonnenuntergang im Süden steht und um Mitternacht untergeht.
14–15 Tage nach Neumond ist *Vollmond*, der die ganze Nacht sichtbar ist. Er steht der Erde genau gegenüber und spiegelt den vollen Sonnenglanz.
Bei einem Mondalter von 22 Tagen folgt das Letzte Viertel (*abnehmender Halbmond*), der um Mitternacht aufgeht und bei Sonnenuntergang im Süden steht. Zuletzt erscheint die abnehmende Sichel in der östlichen Morgendämmerung zwei bis drei Tage vor Neumond. Der Mond bleibt vier bis fünf Tage unsichtbar.
Die gröbsten Oberflächeneinzelheiten des Mondes können wir schon mit freiem Auge sehen, nimm dir beim nächsten Vollmond Zeit, ihn zu betrachten und laß deine Assoziationen zu seiner faszinierenden Erscheinung aufsteigen. Erinnere dich daran, was du als Mädchen im Mond hast erkennen können!
Die Oberfläche des Mondes weicht in vieler Hinsicht erheblich von der unserer Erde ab. Der wesentlichste Unterschied ist der, daß der Mond keine Atmosphäre hat.
Es gibt keine Wolkenbildungen und keine Dämmerungseffekte an der Grenze zwischen Tag- und Nachtseite.
Das Fehlen einer Atmosphäre zeigt auch an, daß der Mond kein Wasser beherbergt, zumindest an der Oberfläche, da dieses verdunsten und eine Wasserdampfhülle bilden müßte, die ebenfalls in den Weltraum entweichen würde. Ob es unterhalb der Mondoberfläche in nach außen abgeschlossenen Hohlräumen noch Wasser, eventuell in Eisform geben kann, war und ist eine Streitfrage.
Aufgrund des Fehlens einer Atmosphäre schwanken die Temperaturen an der Oberfläche zwischen Tag und Nacht außerordentlich stark. Bei Tag fallen die Sonnenstrahlen ungehindert am Mondboden ein und erhitzen das Gestein auf 118° C. Nachts wird die Wärme wieder abgestrahlt, die Temperatur sinkt auf −153° C ab.
Der Mond ist weitgehend von einer sand- und staubförmigen Basaltschicht überzogen, einer Schicht, die starke Kohäsion aufweist, was von den Astronauten bestätigt werden konnte, an deren Schuhen und Raumanzügen der Staub fast klebrig hängen geblieben ist. Die Spuren dieser Männer am Mond werden noch lange Zeit unverändert erhalten bleiben.

Die für irdische BeobachterInnen hellen Gebiete des Mondes werden von AstronomInnen als *Terrae-Gebiete* bezeichnet, die von der Erde aus sichtbaren Dunkelbereiche als *Maria-Gebiete* (von mare = Meer; z. B. Mare Imbrium – Regenmeer, Mare Nubium – Wolkenmeer, Mare Serenitalis – Meer der Heiterkeit, Mare Tranquillitatis – Meer der Ruhe). Es gibt auch unzählige Krater, runde Gebirgsformen, die besonders charakteristisch für die Mondoberfläche sind, langgestreckte Kettengebirge und riesige Wallebenen, mit Durchmessern von über 100 Kilometern.

Dazwischen laufen Rillen, Täler und Verwerfungen. Rillen sind etwa ein Kilometer weite Gräben, die sich teils geradlinig, teils im Zickzackkurs bis zu mehreren hundert Kilometern Länge über den Mondboden erstrecken. Täler sind sehr breite Rinnen und als Verwerfungen werden stufenartige Sprünge bezeichnet.

Die Mondgesteine sind wie der Mondstaub meist basaltischer Natur und müssen bei ihrer Entstehung durch Schmelzprozesse hindurchgegangen sein.

Folgende Mineralien wurden aufgrund der Gesteinsproben festgestellt (eine Auswahl nach der Häufigkeit): Pyroxen, ein dunkelgrün oder braunschwarz glänzendes Silikat, das auf der Erde in vulkanischen Tuffen vorkommt, Plagioklas, eine besondere Form des Feldspats, Ilmenit, Troilite, Eisen und andere undurchsichtige Stoffe, außerdem Olivin und andere durchsichtige Mineralien.

Die Gesteinsuntersuchungen ergeben im übrigen ein Gesamtalter des Mondes, das mit dem der Erde sehr gut übereinstimmt. Veränderungen gehen an der Mondoberfläche nur äußerst langsam vor sich – die Umschichtung des Mondbodens von der Stärke eines Meters dauert wahrscheinlich einige 100 Millionen Jahre.

Bei den *moon blinks* handelt es sich um ein kurzzeitiges Phänomen. Es sind rötliche Flecken, die plötzlich auftauchen und nur wenige Sekunden, höchstens ein paar Minuten leuchten.

Wahrscheinlich werden durch die Ultraviolettstrahlung der Sonne bestimmte Steine zum *Kalten Leuchten* angeregt. Es wird eine Beziehung zu den Eruptionen auf der Sonne vermutet.

Mit den moon blinks könnten auch die echten Mondbeben, die bis zu vier Stunden andauern, in Zusammenhang gebracht werden. Beide Erscheinungen treten besonders häufig auf, wenn der Mond in der Nähe seines *Perigäums* (in Erdnähe) steht. Vielleicht sind die Leuchterscheinungen weitere Begleitumstände von Gasausbrüchen.

Ein Teil der Mondbeben kann auf Meteoriteneinschläge zurückgeführt werden.

Es gibt zwei Theorien für die Entstehung der Mondlandschaft:

- Manche nehmen an, die Mondformationen seien durch vulkanische Ausbrüche entstanden. Allerdings gibt es auf der Erde nur wenige vulkanisch entstandene Gegenstücke zu den Mondkratern, was diese Theorie etwas in Frage stellt.
- Andere behaupten, die Mondlandschaft sei durch den Einschlag von Meteoriten entstanden.

Allerdings ist dabei zu bedenken, daß wir viele Strukturen auf dem Mond ziemlich unverändert so sehen können, wie sie vor ca. 4,5 Milliarden Jahren entstanden sind, während entsprechende Krater der Erde längst verwitterten und eingeebnet wurden.
Der Mond wurde wahrscheinlich bald nach seiner Entstehung von zahlreichen Kleinkörpern getroffen, größere Brocken durchbrachen die noch dünne Mondkruste, das flüssige Magma unter der Mondoberfläche strömte nach außen und erzeugte die Mondmaria-Gebiete. Danach wären die Maria etwas jünger als die Kontinente (Terrae). Die Magmaüberflutungen in den Maria führten auch zu einem teilweisen „Ertrinken“, wie es vor allem in den Randzonen häufig zu beobachten ist.
Der Mond ist für uns irdische Beobachterinnen ein Symbol für ständigen Wandel, für Rhythmus und Bewegung.
Für die andere „mondimmanente“ Wirklichkeit gilt aber, wie wir gesehen haben, das genaue Gegenteil: über Milliarden von Jahren bleibt dort alles, wie es ist.
Es kommt einzig und allein auf den Standpunkt an.

Mond – Astrologisches

Der Mond steht für die unbewußte, die tiefe und verborgene, für die *andere Seite.* Mit ihm leben wir unsere Gefühle, die Ängste und Sehnsüchte. Er zeigt uns, in welche Richtung unsere innere Entwicklung führen könnte.
Der Mond im entsprechenden Tierkreiszeichen deutet an, wohin wir den Schwerpunkt der Beziehungen und unserer tiefsten Gefühle legen:
Steht der Mond in einem *Luftzeichen* (Wassermann, Zwillinge, Waage) neigen Beziehungen dazu, wechselhaft zu sein, das Bedürfnis nach Freiheit und Ungebundenheit läßt sich nie verleugnen und der Kopf, die Theorien über menschliches Zusammenleben, spielen eine wesentliche Rolle.
Steht der Mond in einem *Feuerzeichen* (Widder, Löwe, Schütze) sind die

Beziehungen leidenschaftlich, temperamentvoll und impulsiv, Gefühlsausbrüche sind uns vertraut, denn wir sind ganz einfach „Feuer und Flamme“.
Ein *Erdmond* (Steinbock, Stier, Jungfrau) bedeutet eine eher treue Grundhaltung, Beziehungen werden ausdauernd und beharrlich gelebt. Die materielle Absicherung ist ein bedeutendes Faktum, doch ist auch die Freude an den irdischen Genüssen einer Liebesbeziehung stark ausgeprägt.
In den *Wasserzeichen* (Fisch, Krebs, Skorpion) steht der Mond in seinem Element. Beziehungen werden auf der Gefühlsebene gelebt, sind tief und uferlos.
Oder, mit den Worten von Marie von Ebner-Eschenbach:
„Nicht was wir erleben, sondern wie wir empfinden, was wir erleben, macht unser Schicksal aus.“

Der Mond im Krebs – Astrologische Deutungen

Im Krebs steht der Mond in seinem *Domizil* (im eigenen Zeichen).
Er kann sich dort am intensivsten entfalten. Steht dein Geburtsmond im Krebs lebst du sehr starke Stimmungsschwankungen und fühlst dich zu deiner unbewußten Seite hingezogen. Du kannst (oder willst) die Motive für dein Handeln oft gar nicht rational erklären. Auf Stimmungen und Handlungen der anderen reagierst du sehr sensibel, Erlebnisse und Gefühle aus der Vergangenheit werden für immer bewahrt und beeinflussen die Gegenwart.
Du bist gerecht und keineswegs nachtragend. Der Kontakt mit der Familie ist intensiv und die emotionale Bindung an deine Erziehungspersonen sehr tief.
Es ist schön, dir Geschenke zu machen, denn du kannst dich von ganzer Seele darüber freuen. Den Grausamkeiten des Lebens stehst du aufgrund deiner extremen Empfindsamkeit oft fassungslos gegenüber.
Kritik kannst du nicht sehr gut vertragen und ziehst dich vorübergehend in Selbstmitleid zurück, bis wieder ein wenig Gras über den Konflikt gewachsen ist.

Es kann ja nicht immer so bleiben
hier unter dem wechselnden Mond
Es blüht eine Zeit und verwelket
was mit uns die Erde bewohnt
Doch weil es nicht immer kann bleiben,
so haltet die Freude recht fest!
Wer weiß denn, wie bald uns zerstreuet
das Schicksal nach Ost und nach West

Yogaübungen zum Mond im Krebs

Der Mond im Krebs beeinflußt unsere Brüste, die Lunge, den Magen, die Leber und die Galle.

Das Gesamtbefinden ist an diesen Tagen besonders wechselhaft und unruhig, einmal himmelhoch jauchzend, kurze Zeit später schon wieder zu Tode betrübt.

Der Boden unter unseren Füßen beginnt zu schwanken, das Innen wird farbiger als das Außen, Gefühle gewinnen an Tiefe und an Gewicht.

Als erste Krebsmondübung stelle ich eine Atemübung vor, die zwischen der linken und der rechten Sphäre unseres Daseins vermittelt: den *abwechselnden Nasenlochatem.*

Die linke Körperhälfte symbolisiert unsere Mondseite, das Unbewußte, nach Innen schauende, sich Hingebende.

Die rechte Körperhälfte steht für unsere Aktivitäten, die Welt des Geistes und der Gedanken, das nach Außen gerichtete, tatkräftige Handeln.

Strömt der Atem durch das linke Nasenloch wird die linke, intuitive Seite und die rechte Gehirnhälfte aktiviert.

Lassen wir den Atem durch das rechte Nasenloch fließen, werden wir aktiver und angriffslustiger, die rechte Körperhälfte und die linke Gehirnhälfte werden angeregt.

Es gibt einen natürlichen Wechsel zwischen den Nasenlöchern, jedes dominiert ungefähr eine dreiviertel Stunde. Zu Mittag und zu Mitternacht ist das Gleichgewicht zwischen beiden Seiten am ausgeprägtesten.

Wenn der Atem durch beide Nasenlöcher gleich stark fließt, kann die Energie, die in unserem Becken schlummert am leichtesten aufsteigen bis ins Gehirn und darüber hinaus.

Das folgende Pranayama fördert den gleichzeitigen Atemfluß durch beide Nasenlöcher.

Abwechselnder Nasenlochatem

a. *Yogasitz,* die Verbindung zum Boden spüren, den Atem ruhig und tief fließen lassen. Probiere, welches Nasenloch gerade mehr geöffnet ist.

b. Leg nun Zeige- und Mittelfinger der linken Hand auf das *Dritte Auge* (der Bereich zwischen den Augenbrauen), halte mit dem linken Daumen das linke Nasenloch zu, und stell dir vor, daß du deinen Atem durch das rechte Nasenloch zu den Fingerkuppen hinauffließen läßt,

c. halte jetzt beide Nasenlöcher mit Daumen und Ringfinger sanft zu, laß den Atem im *Dritten Auge* stehen,

d. öffne das linke Nasenloch und laß deinen Atem ausströmen.
e. Der **Einatem** fließt nun durch das linke Nasenloch zum Dritten Auge.
f. Nase mit Daumen und Ringfinger verschließen, Atem stehen lassen,
g. Atem durch das rechte Nasenloch **ausströmen** lassen.

Wiederhole die Übung ungefähr zwanzig Mal. Dann probiere, ob sich bezüglich der Öffnung deiner Nasenlöcher eine Änderung ergeben hat. Der Atem wird jedenfalls offener und freier durch deine Nase fließen, was deine Hypophyse (sie steuert den Hormonhaushalt) optimal funktionieren läßt und somit einen wesentlichen Beitrag zu deinem Wohlbefinden leistet.

Yogaübung zur Anregung der Lymphzirkulation

a. *Yogasitz.*
b. Falte die Hände vor dem Brustbein, die Unterarme parallel zum Boden.
c. Beim **Ausatmen** verschiebst du deine Unterarme nach links,
d. **einatmen** – zur Mitte kommen,
e. **ausatmen** – verschiebe die Unterarme nach rechts.

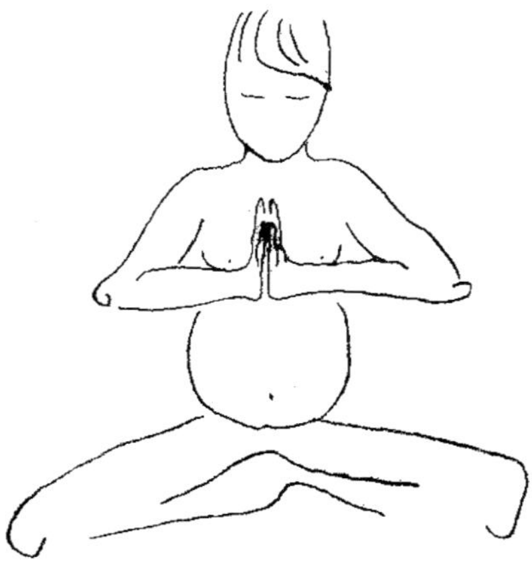

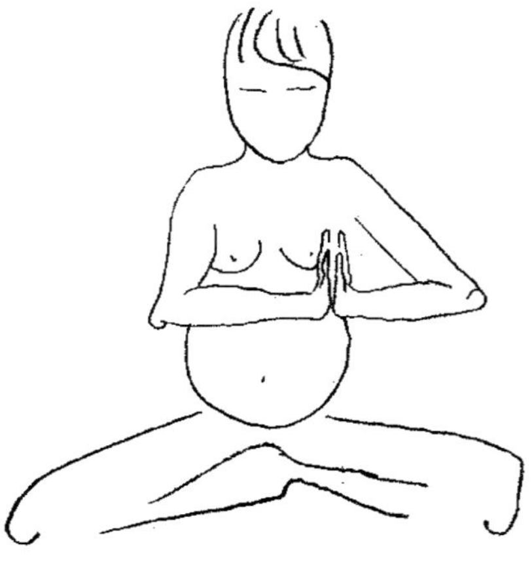

Bei dieser Übung weichen die Ellbogen nicht nach oben oder hinten aus, die Unterarme bleiben parallel zum Boden. Du spürst die Übung bis in die Achselhöhlen, bis in deine Brüste hinaus.

Yogaübungen zur Anregung des Stoffwechsels und der Verdauung

Krebs

Diese Übung regt den Stoffwechsel durch die Dehnung und Streckung des unteren Rückens an. Zudem fördert der Krebs die Durchblutung des Beckens und der Beckenorgane.

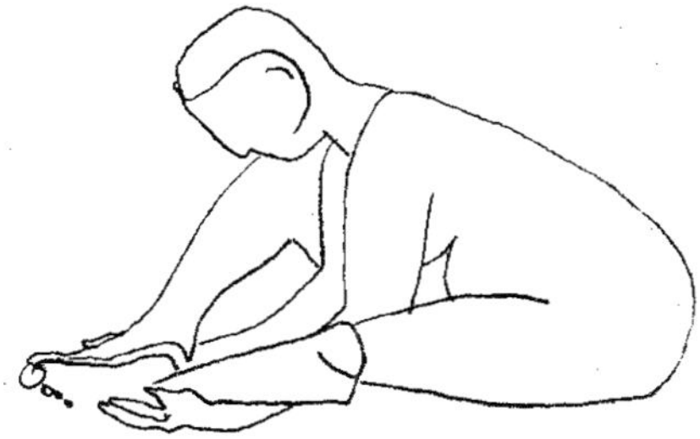

a. Ausgangsposition *Schmetterling.*
b. Leg die Füße weiter nach vorne und greife mit deinen Händen unter den Unterschenkeln durch, leg sie auf deine Fußrücken.
c. Beim **Ausatmen** beuge den Rücken den Füßen entgegen.
d. Bleib einige Atemzüge im Krebs, laß den Atem tief und ruhig fließen.
e. Geh zurück in den Schmetterling, leg die Hände auf die Knie und spüre den geraden Rücken. Entspannen und nachspüren.
f. Wiederhole den Krebs ein zweites Mal.

Käfer

Fördert die Verdauung und die Lungentätigkeit durch die Berührung entsprechender Reflexpunkte am Gesäß, bzw. im Bereich der Schlüsselbeine.

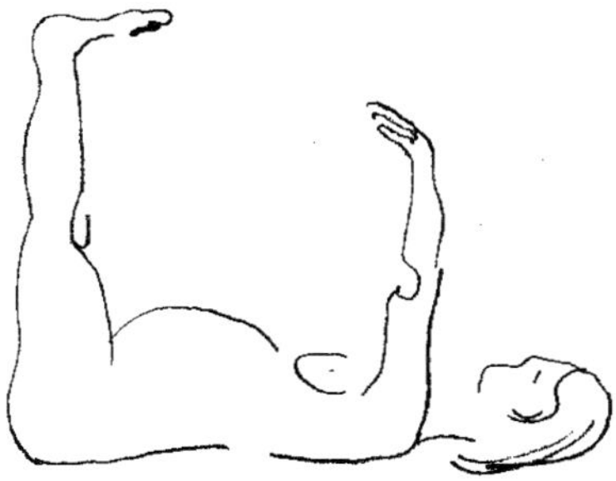

a. Rückenlage, die Beine sind aufgestellt.
b. Beim **Einatmen** strecke deine Arme und deine Beine hoch in die Luft.

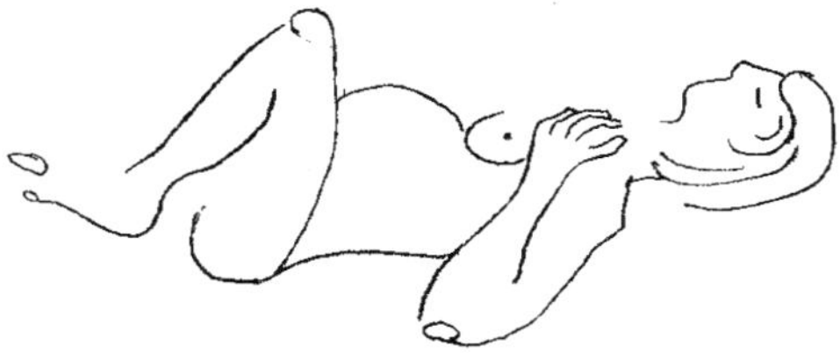

c. Beim **Ausatmen** läßt du Arme und Beine in die Beugung fallen, die Finger berühren deine Schlüsselbeine, die Fersen fallen auf die entsprechenden Stellen deines Gesäßes.
d. Wiederhole einige Male im Atemrhythmus.

Mondübungen in der Seitenlage

Die folgenden Übungen erhöhen die Spannkraft, dehnen den Blasenmeridian und fördern dadurch die Entwässerung; sie wirken stark auf das Becken und die Beckenorgane, ganz besonders auf Eileiter und Eierstöcke. Sie erwärmen jenen Teil des Gesäßes, der bei vielen Frauen leicht auskühlt und ist daher auch eine Wohltat für den Ischias. (Falls der Ischias schon gereizt ist, sei vorsichtig!)

Tropfen

a. *Seitenlage,* eine Hand stützt den Kopf, die zweite ist vor dem Bauch in Nabelhöhe aufgestützt, die Fingerspitzen zeigen Richtung Kopf.
b. Strecke das obere Bein mit der Ferse in die Länge (dehnt den Blasenmeridian)
c. *Ausatmen* – das Bein hochheben, die Zehen zeigen tropfenförmig zum Boden

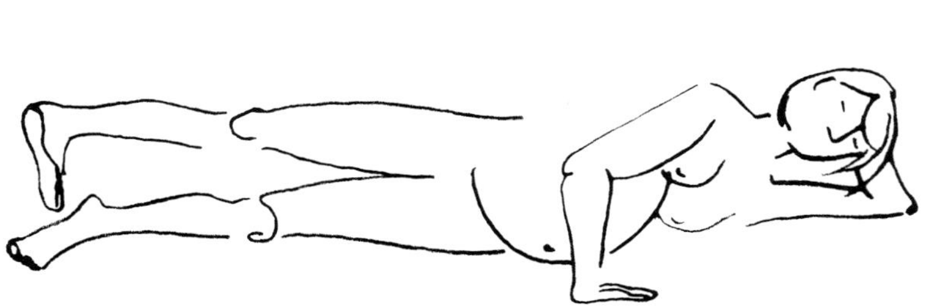

d. **Einatmen** – du senkst das erhobene Bein auf das am Boden liegende.
e. Übe im Atemrhythmus.
f. Nach einigen Atemzügen holst du das obere Bein her zu dir, dehnst es. Beim Ausatmen läßt die Spannung mehr und mehr nach.

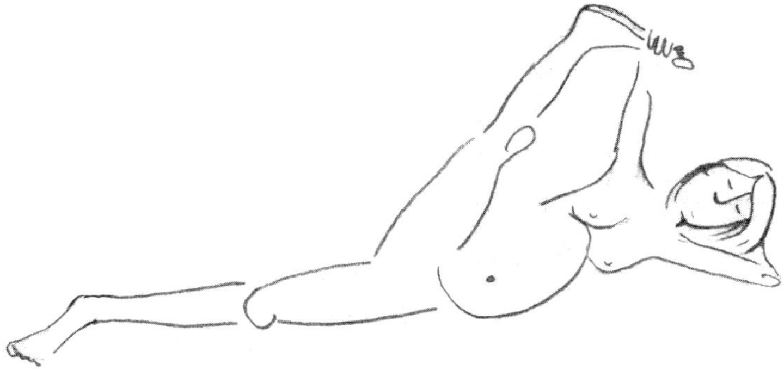

g. Lösen, in der Seitenlage entspannen.

2. Halber Mond

a. *Seitenlage,* eine Hand stützt den Kopf, die andere ist vor dem Bauch in Nabelhöhe aufgestützt.
b. Du streckst beide Beine mit der Ferse.
c. **Ausatmen** – beide Beine vom Becken her hochheben, die Zehen zeigen zueinander.

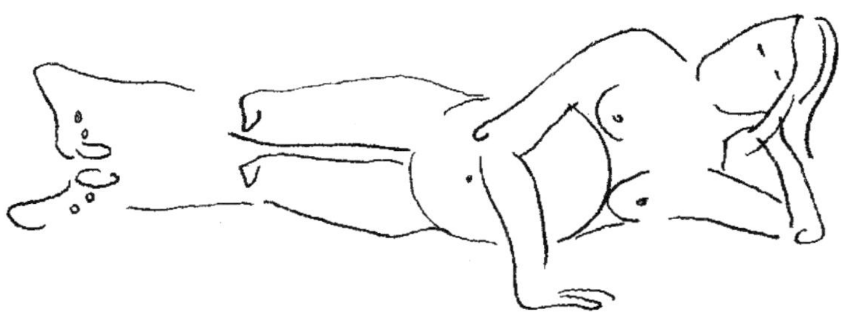

d. Den Atem fließen lassen.
e. Lösen und in der Seitenlage entspannen.

Mond in Seitenlage mit Polarstern

a. *Seitenlage,* dein Kopf liegt auf dem ausgestreckten Arm, die zweite Hand wird vor dem Körper in Nabelhöhe abgestützt.
b. Streck deine Beine mit den Fersen.
c. **Ausatmen** – gehe in den **Halben Mond** (Beine vom Becken ausgehend heben, die Zehen zeigen tropfenförmig zueinander).
d. Einatmen.
e. **Ausatmen** – es hebt sich nun der Arm, auf dem dein Kopf ruht, ebenso die Schultern zum *Mond in der Seitenlage.*

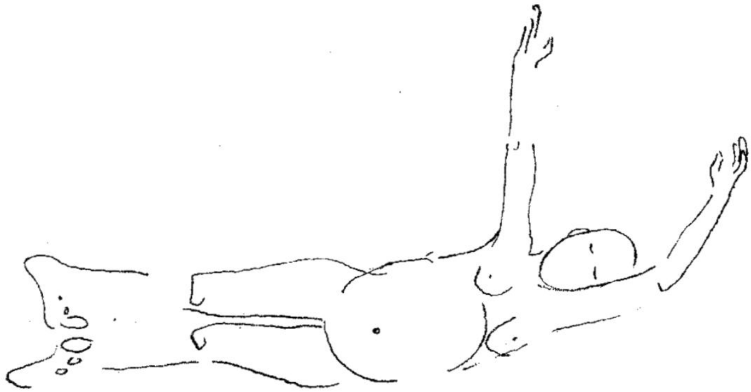

f. Spüre die Spannung von den Fingerspitzen bis zu den Fersen, Atem fließen lassen.
g. Als Krönung und besonderes Training für das Gleichgewicht zeigt jetzt die vor dem Bauch abgestützte Hand nach oben zum Polarstern. (Der Polarstern ist der Fixstern, um den unsere Milchstraße kreist, er steht immer im Norden.)

Mach so viele Monde wie du möchtest, entspanne danach ausgiebig und wechsle dann die Seite.

Gleichgewichtsübung

Palme

Wie alle Gleichgewichtsübungen unterstützt auch die *Palme* nicht nur die körperliche sondern auch die seelische Ausgeglichenheit. Gerade während der launischen Krebsmondtage hilft sie dir, deine innere Balance zu finden. Außerdem fördert die Palme die Konzentrationsfähigkeit.

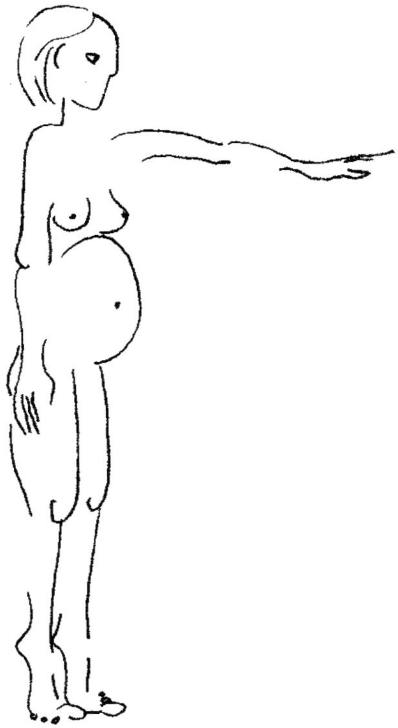

a. Stehe aufgerichtet, die Zehen beieinander.
b. **Einatmen** – schwinge den rechten Arm hoch, bis in Schulterhöhe und erhebe dich dabei auf die Zehenspitzen.
c. Mach jetzt eine kurze Pause.
d. **Ausatmen** – du stellst dich wieder auf die Fußsohlen nieder,
e. **einatmen** – schwinge den linken Arm nach oben, usw. im Atemrhythmus.
f. Beim **Einatmen** hebst du beide Arme gleichzeitig und stellst dich auf die Zehenspitzen.
g. Laß deinen Atem ein paar Augenblicke stehen, während du auf den Zehenspitzen stehen bleibst.
Dann ausatmen, entspannen und nachspüren.

Für die Entspannung empfehle ich eine Reise zu den vielen Flüssigkeiten in deinem Inneren. Du bist tatsächlich mit allen Wassern gewaschen!
Spüre den großen Fluß, der durch deinen Körper strömt: den *Blutkreislauf.* Das Blut ist ein Wasser, das feurige und wässrige Eigenschaften vereint. Es hat seine Fließkraft vom Wasser, die Wärme und die Farbe vom Feuer. Es versorgt uns mit Energie wie Feuer und Wasser, strömt in jede Zelle, fließt in die Gebärmutter und zur Plazenta. Bis zu den Spitzen der Finger und der Zehen transportiert das Blut Nährstoffe, Sauerstoff und Energie in jeder Form, wird schließlich zum Herzen zurückgepumpt um von Neuem in den Kreislauf zu strömen.
Richte nun deine innere Aufmerksamkeit auf die Flüssigkeiten im Bereich deines Kopfes: *Tränenflüssigkeit, Speichel* und *Gehirnflüssigkeit.*
Stell dir einen süßsaftigen, rotwangigen Apfel vor, frisch vom Baum, und spüre, wie dir das Wasser im Mund zusammenrinnt ...
Geh mit der Vorstellung zu den *Säften* des *Magens* und der *Verdauung,* höre das Rauschen und Gurgeln in diesen verschlungenen Höhlensystemen.
In deinen Brüsten bildet sich schon jetzt die Voraussetzung für ein nahezu unendlich ergiebiges Wasser, das dein Baby nach der Geburt ernähren wird: die *Muttermilch.*
Gleich nach der Geburt wird das Baby durch die *Vormilch* versorgt. Das ist eine durchsichtige bis gelbliche Flüssigkeit, die sehr nahrhaft ist und das Baby in der ersten Zeit optimal nährt. Am zweiten oder dritten Tag schießt dann die Milch ein, was manchmal zu Spannungen in der Brust führt, weil diese Fülle einfach ungewohnt ist! Warme Umschläge und sanftes Ausmassieren bringen die Milch zum Fließen.
Sehr empfehlenswert ist eine Vorbereitung der Brustwarzen auf das starke Saugen durch dein Baby in den letzten Wochen der Schwangerschaft: du kannst sie nach dem Waschen bewußt abfrottieren und sie mit etwas Zitronensaft abhärten – deine Hebamme wird dich genauestens informieren.
Spüre den großen See, das tiefe Wasser in deiner Gebärmutter. Das Baby schwimmt im *Fruchtwasser,* das zu einem großen Teil aus seinem eigenen Wasser (Urin) besteht, wie ein Fisch, es wird von diesem eingehüllt und ist weich gebettet.
Die Nieren sondern jene Flüssigkeit ab, die du tagtäglich von dir gibst: deinen Urin. Er ist im übrigen ein „ganz besonderer Saft", in unserer eigenen Küche gebraut und zusammengesetzt aus vielen heilsamen Substanzen. Es gibt eine äußerst billige, nebenwirkungsfreie und sehr effektive Therapie, die mit der Einnahme von Eigenharn arbeitet und damit die größten Erfolge hat: die *Urintherapie.* Wenn du Interesse daran hast, besorge dir

ein Buch zu diesem Thema, es ist sicher ein Gewinn für dich und dein Baby!
Und noch ein Wasser ... deine Scheide ist feucht und warm vom Wasser der Lust, das sich seinen Weg in jede Zelle bahnt ...
... wir bestehen zu mehr als 80% aus dem flüssigen Element, sind einstens den Wassern entstiegen und werden dahin zurückkehren.

Meine Wasser möchten fließen
sich ins Meer ergießen
meine Wasser möchten fließen
weit übers Meer
Mutter Erde trage mich
dein Kind werd' ich immer sein
Mutter Erde trage mich
weit übers Meer

Mond im Löwen – Sonne

Die Sonne, das strahlende Zentralgestirn unseres Planetensystems, ist Symbol für Leben, Licht und Erleuchtung, für die feurige Energie der Sinnlichkeit.

In den heißen Gebieten um den Äquator zeigt sie sich auch von einer anderen Seite, die Kraft ihrer Strahlung behindert dort die Entwicklung des Lebens, ohne Wasser bedeutet sie Trockenheit, Dürre und Tod.
Auf meinen Reisen in die nördlichen Länder Europas fiel mir die außerordentliche Sonnenhungrigkeit der BewohnerInnen auf: Schon an Deck der Fähre waren sie unverkennbar in ihrer Art, die Sonnenhitze bedingungslos und ungeschützt zu genießen. Meine schwedische Tante konnte nur verständnislos den Kopf schütteln, als sie mitbekam, daß ich dann und wann einen Sonnenhut trage! Sie alle scheinen das Licht und die Wärme des Sommers – *Sonnenenergie* – zu speichern, um die langen, finsteren Winternächte des Nordens überstehen zu können.

Seit mehreren Jahrzehnten wird ein verantwortungsloser Raubbau an den Rohstoffressourcen der Erde betrieben: die Verbrennung von Erdöl, Erdgas und Kohle setzt in wenigen Jahren den Kohlenstoff frei, der über Millionen von Jahren gebunden worden ist!
Ebenso kurzsichtig ist die Energiegewinnung aus radioaktiven Elementen – das Zerstörungspotential und die Folgekosten sind unabsehbar. Wie unverständlich muß uns all das erscheinen, wenn wir tagtäglich sehen und spüren, daß die Sonne eine schier unerschöpfliche Energiequelle darstellt: einmal aufgrund ihrer Strahlungskraft, andrerseits durch den Wind, der physikalisch gesehen auch eine Folge der unterschiedlichen Erwärmung atmosphärischer Schichten durch die Sonne ist.
Solange die Erde um die Sonne kreist, gibt es Energie im Überfluß für jede BewohnerIn dieser Erde, unabhängig von Vermögen, ethnischer Zugehörigkeit und Geschlecht.
Die technische Entwicklung *erneuerbarer Energieträger* (Photovoltaik, Windenergie, Biomasse) ist weit fortgeschritten, allein fehlt es an den politischen Rahmenbedingungen für die Umsetzung in die Realität!

Unsere Sonne ist eine der nahezu unendlich vielen Sonnen, die wir am Nachthimmel als die Sterne der Milchstraße sehen; die Milchstraße ist eine der unzählbaren Galaxien des Kosmos.
Mit freiem Auge können wir einen winzigen Einblick in eine andere Galaxie, den *Andromedanebel,* nehmen: Am nächtlichen Sommerhimmel ist er im Sternbild der Andromeda als weißlicher Schimmer erkennbar.
Wieviele dieser Sonnen von Planeten umkreist werden, wissen wir nicht. Ob es Planeten gibt, die Leben beherbergen, weiß niemand. Es muß uns auch bewußt sein, daß der Zeitraum, in dem Leben auf der Erde möglich war und ist in kosmischen Zusammenhängen nur wenige Augenblicke zählt...
Im Vergleich zu anderen Sternen ist unsere Sonne nicht besonders groß. Ihre Masse beträgt 332.270 Erdmassen, an der Oberfläche herrscht eine Temperatur von 5512° C. In ihren äußeren Schichten besteht sie vor allem aus Wasserstoff (75%) und Helium (23%).
Im Inneren der Sonne besteht Strahlungsgleichgewicht, d.h. die von der Sonne erzeugte Energie wird nach außen wieder abgegeben.
Im Zentrum der Sonne *(Sonnenkern, Wasserstoffkonvektionszone)* ergibt sich eine Temperatur von ca. 15 Millionen Grad, es sind keine molekularen Verbindungen mehr möglich, hier findet die Energieerzeugung durch die Umwandlung von Wasserstoff in Helium statt.
Um den Sonnenkern schließt sich die *Photosphäre* (griech.= Lichthülle). Es ist die Schicht, die wir mit bloßem Auge sehen, sie ist nur etwa 400 km dick.
Über der Photosphäre lagert die *Chromosphäre* (griech. = Farbhülle), deren Dichte nach außen hin schnell abnimmt. Bei totaler Sonnenfinsternis erscheint sie als rötlich leuchtender Kranz.
Die *Sonnenkorona* – äußerste Schicht der Sonne – ist aufgrund ihrer geringen Flächenhelligkeit gegen den Taghimmel unsichtbar. Sie kann nur bei totaler Sonnenfinsternis auftauchen, wie sie im August 1999 in Mitteleuropa in der Kernzone zu beobachten war.
Die Helligkeit der Korona nimmt bis zu einer Entfernung von ca. 17 Millionen km ständig ab.
Sonnenflecken sind etwas kühlere Gebiete in der Lichthülle. Die relative Dunkelheit existiert nur im Kontrast gegen die heißeren Nachbargebiete. Es sind die „ruhigen" Gebiete der Sonne, sie haben eine Lebensdauer von durchschnittlich 6 Tagen, größere Gruppen bestehen aber auch mehrere Monate.
In der Umgebung der Sonnenflecken sind die *Sonnenfackeln* zu beob-

achten, sehr heiße Zonen, die mit speziell abgedunkelten Fernrohren in der Nähe des Randes der Lichthülle am besten zu erkennen sind.
Protuberanzen sind zungenartige Lichtgebilde und Lichtbögen, die weit über die Farbhülle hinausragen, sie werden durch lokale Magnetfelder in Bewegung gehalten. Die Aktivitäten auf der Sonne bewirken Störungen des erdmagnetischen Feldes, die sich z.B. als *Polarlichter* zeigen.
Die Sonne verwandelt pro Sekunde 4,2 Millionen Tonnen Masse in Energie! Trotzdem hat sich dieser Massenverlust in den 4,5 Milliarden Jahren, seit die Sonne existiert, auf nur 3 Promille der Gesamtmasse aufsummiert.
Nach dem *Hertzsprung-Russel-Diagramm* befindet sich die Sonne im Stadium der *Gelben Zwergsterne* und wird auch als *Hauptreihenstern* bezeichnet.
Wenn sich die Wasserstoffzone vom Kern zur Sonnenoberfläche hin ausdehnt, wird sie ein *Roter Riesenstern* werden, der sich im Lauf der Jahrmillionen bis zum Mars ausdehnen wird. Als Roter Riesenstern wird sie nach ihrer Expansion vorübergehend ein neues Gleichgewichtsstadium erreicht haben.
Am Ende der Sonnenentwicklung wird sie als „Kollabiertes Materiepaket" existieren, ein *Weißer Zwergstern* mit einer mittleren Dichte von 1000 kg pro Kubikzentimeter (1000 kg auf einem Teelöffel!) – ein fester Klumpen ohne Kernreaktionen – Baustein im kosmischen Kreislauf...

Mond im Löwen - Astrologisches

Im Löwen hat es der Mond schwer, seine eigentliche Bestimmung zu entfalten, er wird von der Hitze der Sonne fast verbrannt.
Steht dein Mond im Löwen, liebst du den Überschwang, das Großartige und Theatralische. Verspielt wie ein Kind tollst du durch den Sonnenschein der Welt, ohne die Erstarrung des Winters, ohne eisige, unheimliche Nächte zu kennen. Deine Gefühle trägst du offen zur Schau, was für manche nur schwer nachvollziehbar ist. Bei ablehnenden Reaktionen bist du sehr empfindlich. So stark deine Anerkennung und Liebe auch sind, so sehr brauchst du die Bewunderung der anderen. Deine Offenheit und Arglosigkeit sind mit dem Anspruch auf Dominanz gepaart. Weder die Begeisterungsfähigkeit noch der energiegeladene Einsatz auf allen Gebieten baut auf Berechnung oder Abschätzung. Es ist unmöglich, dir Arroganz vorzuwerfen, weil du auf Kritik entweder mit totaler Zerknirschtheit oder mit enthusiastischer Großzügigkeit reagierst.

Yogaübungen zu Mond im Löwen

Der Mond im Löwen beeinflußt Herz und Zwerchfell, den Blutkreislauf und die Schlagader, den Rücken und die Sinnesorgane, besonders die Augen. Der Löwe-Impuls läßt unseren Blutkreislauf „singen“, er ist aktiver als an anderen Tagen. Richten wir während der folgenden Übungen unsere Aufmerksamkeit immer wieder auf den Kreislauf und nehmen bewußt seine Veränderungen wahr.

Der Sonnengruß

Ich habe den Sonnengruß für die Schwangerschaft wesentlich abgeändert. Du kannst ihn in dieser Form während der ganzen Zeit üben, mehrmals hintereinander, je nach deiner Kraft und körperlichen Befindlichkeit. Nach und nach wird die Bewegung immer fließender werden. Der Sonnengruß enthält in seinem Ablauf viele andere Übungen und hat mehrere Wirkungen: die allgemeine Vitalität wird erhöht, die Verdauung unterstützt, Anmut, Biegsamkeit und Konzentration werden gefördert und der Kreislauf in Schwung gebracht, also, faß dir ein Herz und fang an!

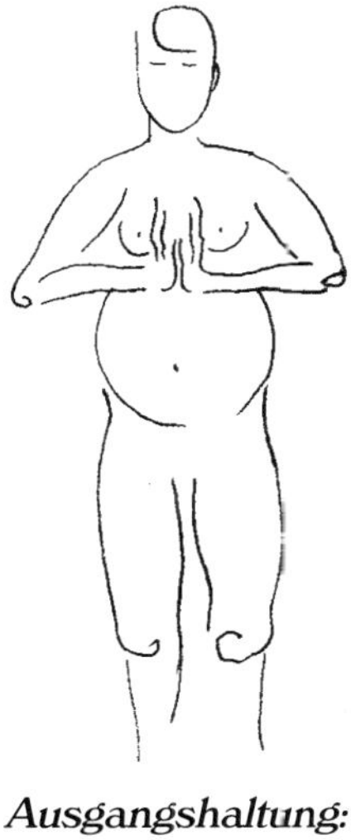

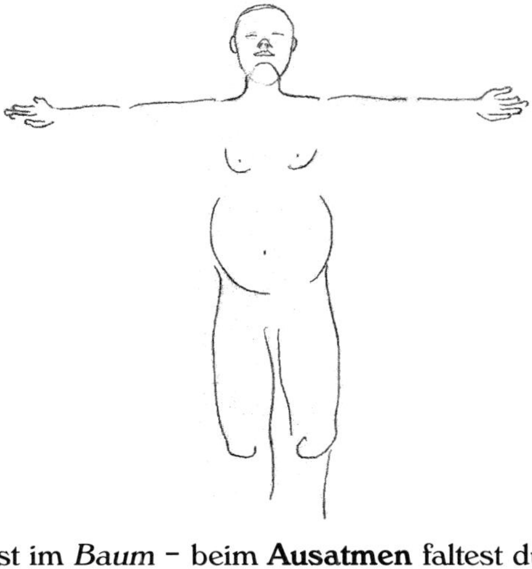

a. *Ausgangshaltung:* Du stehst im *Baum* – beim **Ausatmen** faltest du die Hände vor der Brust.
b. **Einatmen,** „die Welt umarmen“, die Augen öffnen, die Arme werden wie die Schwingen eines Vogels zu beiden Seiten ausgebreitet.
c. **Ausatmen** – die Hände wieder vor der Brust falten.

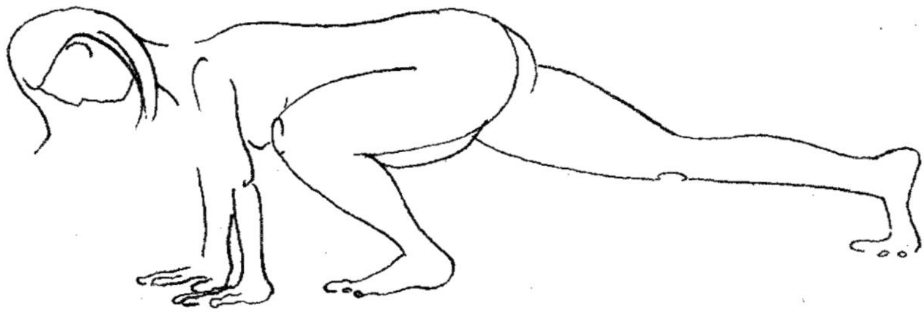

d. Beim **Einatmen** hinuntergehen, mit den Händen vorne aufstützten und das linke Bein zurückstellen, die Dehnung zwischen den Beinen spüren (sie wirkt reinigend).

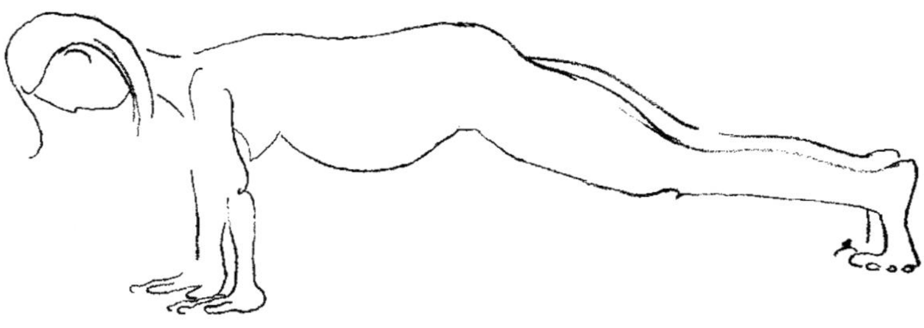

e. Den **Einatem stehen lassen,** das zweite Bein dazustellen, du stehst jetzt also im *Liegestütz.*

f. **Ausatmen** – du gehst in den **Vierfüßler,** die Arme unter den Schultern, die Knie unter den Hüften.

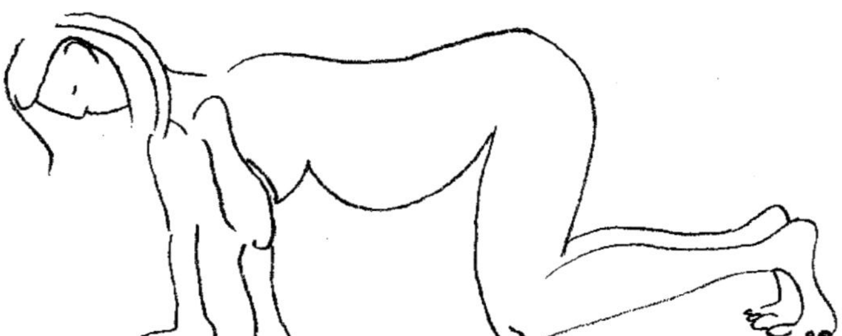

g. **Einatmen** – Zehen aufstellen.

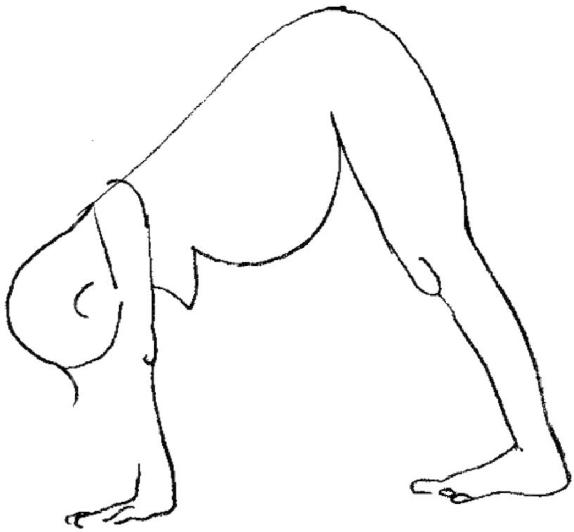

h. **Ausatmen** – in den *Hund* gehen, der Steiß zieht nach oben, die Fußsohlen haben vollständigen Bodenkontakt.

i. Beim **Einatmen** stellst du jetzt das linke Bein nach vorne, spürst wieder die Dehnung zwischen den Schenkeln.

j. Den **Einatem stehen lassen** – du kommst wieder in den *Liegestütz,* indem du das rechte Bein dazustellst.

k. **Ausatmen** – geh in den *Vierfüßlerstand.*

l. **Einatmen** – Zehen aufstellen,

m. **ausatmen** – noch einmal in den *Hund* gehen, das Steißbein zieht dich nach oben, die Fußsohlen sind am Boden.

n. **Einatmen** – die Hände wandern zu den Füßen und du stehst auf.

o. **Ausatmen** – Du stehst in der *Ausgangshaltung,* im *Baum,* mit den vor der Brust gefalteten Händen, usw...

Atemübungen

Der kühlende Atem

Diese Atemübung kühlt ab und ist sehr angenehm, wenn dir selbst sehr heiß oder das Wetter besonders warm ist. Wenn du regelmäßig übst, kühlt die Atemübung auch überhitzte Organe und unterstützt die Galle, lindert „unechten“ Hunger und Durst und hat eine reinigende Wirkung. Im Winter und wenn du unter Kälte leidest, solltest du auf den kühlenden Atem verzichten.

a. Yogasitz.
b. Mit der Zunge eine Röhre formen und ein bißchen über die Lippen vorstehen lassen.
c. **Atme** durch die Zungenröhre **ein.**
d. Dann **atme** durch beide Nasenlöcher **aus.**
Mach die Übung ungefähr zwanzig Mal.

Kannst du die Zunge nicht einrollen, so spitzt du deine Lippen und atmest durch den leicht geöffneten Mund mit einem zischenden Laut ein. Der Rest der Übung bleibt gleich.

Der Löwe

Der Löwe ist eine Atemübung, die immer wieder allgemeine Heiterkeit hervorruft, sie dient dazu, dich von inneren Spannungen zu befreien und hilft, Aggressionen im wahrsten Sinne des Wortes *herauszubrüllen.*

a. *Fersensitz* – deine Hände liegen wie die Pranken eines Löwen auf deinen Oberschenkeln. Noch bist du ruhig und friedlich, die Augen sind geschlossen. Laß deinen Atem ruhig und tief fließen.
b. Jetzt geh nach vorne, streck die Arme am Boden aus, wobei sich das Gesäß nach oben hebt, du reißt die Augen und den Mund auf und streckst die Zunge heraus. Der **Ausatem** ist ein lautes Brüllen, das aus deinem Becken aufsteigt und durch deinen geöffneten Mund entweicht.
Stell dir beim Brüllen irgend etwas vor, was du gerne wegschicken möchtest, etwas, das du loshaben willst.

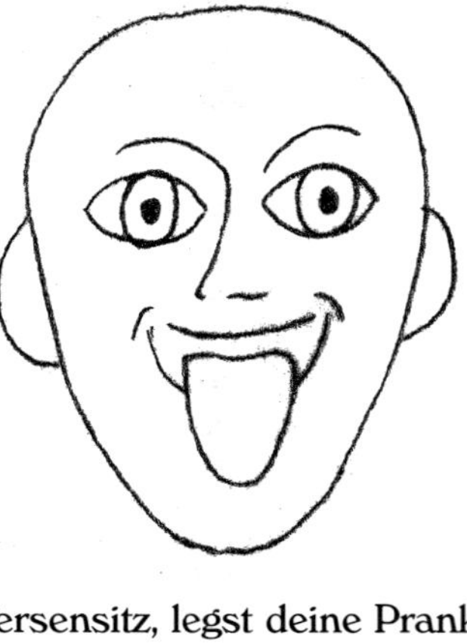

c. **Einatmen** – du kommst wieder in den Fersensitz, legst deine Pranken auf die Oberschenkel zurück.
d. Wiederhole die Übung zwei weitere Male.

Koordinationsübung

Der Panther

Der Panther ist eine Folge von Bewegungen, er unterstützt die Koordinationsfähigkeit, fördert die Beweglichkeit des Beckens und festigt die Muskulatur deiner Oberschenkel und des Gesäßes.

a. Ausgangshaltung – *Vierfüßlerstand,* Hände unter den Schultern, Knie unter den Hüften.

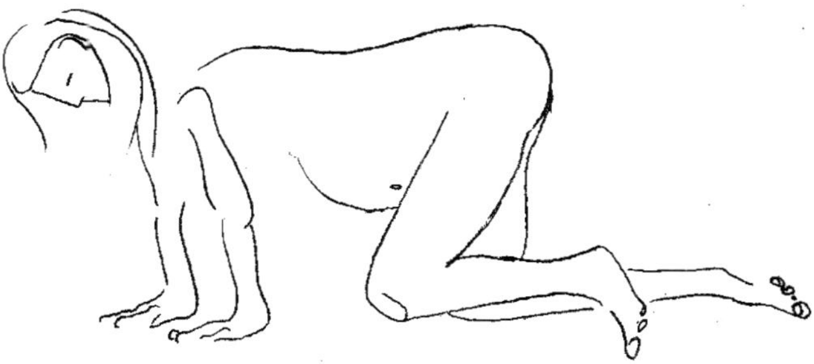

b. Beim **Einatmen** hebst du das rechte abgewinkelte Bein zur Seite hoch.

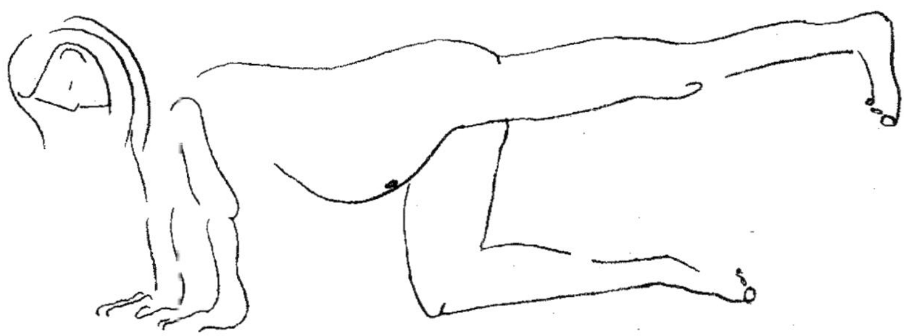

c. Dann schwingst du das abgewinkelte Bein nach hinten, und zwar mit einer raschen Bewegung unter deiner Hüfte durch. Der Kopf beugt sich dabei leicht in den Nacken zurück und du läßt den **Ausatem** mit einem hörbar zischenden Laut durch die Nase entweichen.

d. Das nach hinten gestreckte Bein verlängert deine Wirbelsäule, du streckst es nicht über die „Gerade“ nach oben, denn das würde dein Kreuz belasten.

e. **Einatmen** – du drehst deinen Kopf sanft zur Seite und schaust zum Fuß deines gestreckten Beines.
f. Beim **Ausatmen** kommt dein Kopf wieder zur Mitte, du stellst das Bein in den Vierfüßlerstand.
g. Übe mit dem anderen Bein zur anderen Seite.

Wiederhole einige Male, dann entspanne und spüre nach.

Augenübungen

Der Fächer

Für diese Augenübung brauchst du eine Lichtquelle: eine Lampe oder eine Kerze, aber natürlich kannst du sie auch draußen in der Sonne machen.

a. *Yogasitz.*
b. Du bildest mit deinen Händen zwei Fächer, indem du deine Finger spreizt und streckst.
c. Setz dich vor die Lichtquelle, schließ die Augen und bewege die beiden Fächer vor deinen geschlossenen Augen hin und her, so daß das Licht abwechselnd durch die Fingerzwischenräume fließen kann. Laß die Hell/Dunkeleffekte auf deine Augen wirken und spüre die Entspannung.

Akkomodationsübung

Diese Übung trainiert insbesondere die Scharfeinstellung der Linse.

a. *Yogasitz,* leg deine linke Handfläche über das rechte Auge.
b. Beim **Ausatmen** streckst du deinen rechten Arm aus, schaust auf die Handinnenseite.
c. **Einatmen** – bewege die Hand in einem sanften Bogen zu deinem schauenden Auge und konzentriere dich auf ein Detail deiner Handfläche.
d. **Ausatmen** – den Arm wieder ausstrecken.
Übe im Atemrhythmus, schließ dann beide Augen und spüre die Entspannung.
e. Leg jetzt die rechte Hand über das linke Auge und übe mit der anderen Hand.

Phantasiereise zur Drachin, der Hüterin des Feuers der Erde

Bei dieser Reise zum Mittelpunkt der Erde kannst du die feurige Energie deiner Mitte entfachen und aufbauen, um sie bewußt in jede deiner Zellen ziehen zu lassen. Nimm dir dafür mindestens zwanzig Minuten Zeit.

Yogasitz. Spüre die starke Verbindung zum Boden, auf dem du sitzt. Stell dir die Beschaffenheit der Erde unter deinem Sitzplatz vor. Laß einige Atemzüge in deinen Bauch hinunterfließen und spüre, wie dich dein Ausatem in eine schützende Aura hüllt.

Zwischen deinen Beinen öffnet und schließt sich die Vagina ganz sanft, fast unmerklich im Atemrhythmus. Spüre die leichte Öffnung der Vagina zum Boden hin, ein kleiner Spalt, mit dem sie sich der Erdenergie öffnet.

Der kleine Spalt wächst der Erde entgegen, durchdringt den Boden, zuerst die oberen fruchtbaren Schichten. Unaufhaltsam gräbt sich der Spalt weiter hinab, durchquert feuchten Lehm, Felsformationen, Sand und Schotterablagerungen, stößt auf labyrinthische Höhlensysteme, von deren Decken einzelne Tropfen fallen, stetig, im ewig gleichen Rhythmus.

Über tausende von Jahren haben sie diese Landschaften bizarrer Schönheit geformt. Wasser, eiskalt und kristallklar rauscht in den unterirdischen Räumen, der Spalt gräbt sich hindurch, immer weiter, bis er diese kalten Zonen hinter sich gelassen hat.

Du bemerkst, wie sich allmählich, langsam, ein Hauch von Wärme entwickelt.

Der Spalt, der seinen Ausgang an der Öffnung deiner Vagina hat, durchdringt die letzten, jetzt schon weicheren und wärmeren Schichten, bis du mitten hinein in den lodernden, den glühenden Kern der Erde schauen kannst.

Verharre hier einige Atemzüge, spüre und staune. Stell dich auf die große Hitze ein, mit der du plötzlich in Verbindung stehst. Dann probiere vorsichtig, dieses Erdfeuer durch den aus dir gewachsenen Spalt hinaufzuziehen. Überfordere dich nicht! Sicher brauchst du einige Zeit, dich an diese Hitze zu gewöhnen.

Du kannst dann beim Einatmen die Hitze des Feuers in deine Vagina aufsteigen lassen, mit jedem Atemzug fließt sie zu dir, in dein Becken, in deinen Bauch, vereint sich mit der feurigen Energie deines Bauches. Du erkennst die nahe Verwandtschaft des Feuers deiner Mitte mit der Glut der Drachin – es ist ein und dieselbe Energie. Du kannst dir soviel Feuer vom glühenden Kern der Erde holen, wie du brauchst.

Spüre, wie die Wärme aus deinem Becken in die Wirbelsäule steigt bis hinauf in den Kopf und in dein Gehirn und darüber hinaus.

Bei jedem Ausatem legt sich ein dichter Sprühregen um dich, wärmend und nährend.
Bleib so lange in diesem aufnehmenden Zustand, bis du merkst, daß es Zeit ist, umzukehren und dich von diesem gewaltigen Fluß wieder abzuwenden.
Schließe den Spalt, der dich mit dem glühenden Erdkern verbunden hat, von unten her, die Wärme weicht nach und nach der nachtschwarzen Kälte, du verschließt den Weg durch die unendlichen Höhlensysteme, er verschwindet zwischen den tektonischen Schichtungen der Erde.
Zuletzt verschließt du auch bewußt (mit einer willentlichen Anspannung der Scheide) deine Vagina und schaust dir den Zustand, in dem du dich jetzt befindest, ganz genau an.
Stell dir einige Fragen: „Wie fühle ich mich jetzt?“, „Was hat sich verändert?“, „An welchen Orten der Reise wäre ich gern ein wenig länger verweilt?“, „Wo war es nicht so angenehm?“
Wenn du weißt, wer du jetzt bist, öffnest du die Augen und kehrst in das Hier und Jetzt zurück.

Mond in der Jungfrau – Merkur

In der Jungfrau entfaltet der Mond erdige Qualitäten. Alles, was mit dem irdischen Wachstum und Gedeihen zu tun hat, wird an diesen Tagen besonders gefördert. So haben beispielsweise Pflanzen, die zu dieser Zeit umgesetzt werden, keine Probleme mit dem Einwurzeln.
Der Jungfraumond hat jedoch nicht nur diese nach unten gerichtete Kraft, er stellt auch die Verbindung zum Denken und zur logischen Seite unseres Verstandes her. Es ist dies ein auf mathematischen Grundsätzen aufbauendes, sehr geradliniges Denken, das in der Neuzeit vom naturwissenschaftlichen Weltbild repräsentiert wird.
Dem Mond in der Jungfrau wird dementsprechend ebenso wie dem Mond in den Zwillingen der sonnennächste Planet Merkur zugeordnet.
In der Jungfrau sind es nicht List, Schlauheit oder die raschen Gedankensprünge, sondern die ordnende und hierarchische Dimension unserer geistigen Welt. In diesem Zeichen gibt uns der Mond die einmalige Gelegenheit die enge Verbindung zwischen Kopf und Bauch zu spüren: Wieviel Wissenschaft braucht mein Bauch, wieviel davon kann ich „verdauen?“ Und welche geistigen Höhen heben mich empor auf Ebenen jenseits rein materieller Bedürfnisse?
Die körperliche Einflußsphäre des Jungfraumondes bezieht sich auf die Verdauungsorgane.
Achten wir daher an diesen Tagen auf eine uns bekömmliche Kost.

Es gibt eine einfache Übung, die auf die für dich wichtigen und richtigen Nahrungsmittel hinweist. Lege dich ganz entspannt auf den Boden, stell deine Beine auf. Massiere nun ganz sanft deinen Bauch in kreisförmigen Bewegungen und spüre, wie dein Atem dorthin fließt. Stell dir deinen Magen und deine Gedärme vor. Erinnere dich an alles, was du heute schon zu dir genommen hast. Dann stell dir folgende Frage: „Welche Speise/welche Speisen sind ganz besonders gut für mich und mein Wohlbefinden?“ Versuche, dich an diese „Eingebungen“ in den nächsten Tagen öfter zu erinnern und richte deine Ernährung danach. Stell dir im Anschluß die Gegenfrage: „Welche Speisen bekommen mir überhaupt nicht?“
Es tut gut, die eigenen Ernährungsgewohnheiten einmal aus einer inneren Perspektive zu sehen. Ich bin mir sicher, daß jede Frau selbst am

Besten weiß (intuitiv erfaßt), wie sie sich ernähren soll. Wir müssen nur lernen, darauf Rücksicht zu nehmen!
Zum Thema Yoga und Ernährung kann ich aus eigener Erfahrung sagen, daß es günstig ist, mindestens zwei Stunden vor den Übungen nichts zu essen, da die Energie sonst überwiegend in die Verdauung fließt.
Ein voller Magen ist bei vielen Übungen im Weg und unangenehm.
An Jungfraumondtagen gesammelte Heilkräuter entfalten ihre positive Wirkung nicht nur auf den Magen, sondern auch auf das Blut, die Nerven und die Bauchspeicheldrüse. Daher wird dem Mond in diesem Tierkreiszeichen die Phytotherapie, jener Zweig der Heilkunde, der sich mit Kräutern und deren medizinischer Anwendung befasst, zugeordnet. Das ist ein schier unerschöpfliches Gebiet, das überblicksweise in vielen Büchern über Heilkräuter nachgelesen werden kann. Ich möchte drei „Frauenkräuter" exemplarisch herausgreifen. Es sind Kräuter, mit denen ich selbst schon die besten Erfahrungen gemacht habe und die sehr viel mit Frausein, Schwangerschaft, Geburt und der Zeit danach zu tun haben.

Die Brennnessel (Donnernessel, Hanfnessel, Große Nessel, Saunessel)

Die Brennnessel sollte nur bei abnehmendem Mond gesammelt und angewendet werden. Erst dann kann sie ihre blutreinigende und entwässernde Wirkung voll entfalten. Sie zählt zu den besten Blutreinigungsmitteln unter den Heilpflanzen. Entzündungen der Harnwege, Wassersucht, Nieren- und Harngrießbildung, ja selbst Nierensteine werden aufgelöst. Die stuhlgangfördernde Wirkung bringt abgelagerte Stoffe zum Abgang, der Stoffwechsel wird angeregt, Blutarmut behoben und die Widerstandsfähigkeit gegen Erkältungen gestärkt. Die Brennnessel hat auch eine blutstillende Wirkung und vermag zu starke Menstruationsblutungen zu lindern. Der reiche Gehalt an Vitamin A, an verschiedenen Mineralsalzen, pflanzlichen Hormonen und das Enzym Sekretin, das zur Vermehrung der roten Blutkörperchen beiträgt, macht die Pflanze für sogenannte Frühjahrskuren in Form von Salaten, Brennnesselspinat oder frischem Preßsaft besonders geeignet. Brennnesselextrakte senken den Blutzuckerspiegel, was auf den Einfluß des Sekretin auf die Bauchspeicheldrüse zurückzuführen ist.
Wird die Brennnessel als Tee zubereitet, so geschieht dies im Aufguß: Zwei Teelöffel des fein geschnittenen Krautes für eine Tasse Wasser, fünf Minuten ziehen lassen und zwei bis drei Tassen pro Tag trinken. Den Tee nicht lange stehen lassen, da er sehr dunkel wird und dann nicht mehr gut schmeckt.

Im Frühling pflücke ich die jungen, hellgrünen Brennnesselsprossen (mit Handschuhen) und bereite daraus einen wirklich köstlichen Spinat, gewürzt mit Muskat, etwas Knoblauch und Rahm. Auch meine Töchter sind davon begeistert!
Noch eine Brennnesselspeise, die sehr gut schmeckt: Ich ersetze die Milch beim Zubereiten der Semmelknödel durch relativ flüssigen Brennnesselspinat und fülle jedes Knödel mit einem Stück Schafkäse.

Der Frauenmantel (Frauenhäubel, Liebfrauenmantel, Taubecherl, Weiberkittel)

Der Frauenmantel ist eine Heilpflanze, die mir ganz besonders am Herzen liegt! Ich habe in meiner Jugendzeit an chronischer Eierstockentzündung gelitten und bin ganz zufällig in einem Kräuterbuch darauf gestoßen.
Der Name hat mich damals sofort angesprochen und ein Bild von Wärme und schützender Hülle für meinen Bauch aufsteigen lassen. Mit einer Freundin verbrachte ich einige Zeit später eine Woche in den Bergen Osttirols, wo ich die Gebirgsform des Frauenmantels, den Silbermantel, entdeckte und sammelte. Im darauffolgenden Herbst begann ich mit einer mehrwöchigen Teekur und meine Eierstöcke sind seither vollkommen gesund.
Der Frauenmantel war schon bei den Germanen eine hochgeschätzte Heilpflanze und der Göttin Frigga geweiht. Er ist ein vorzügliches Wundkraut, wird innerlich und äußerlich als Tee angewendet, wirkt bei vielen Frauenleiden, Weißfluß und Unterleibsbeschwerden, reguliert die Menstruation und wird als geburtsfördernd und geburtserleichternd gelobt. Außerdem hat sich der Frauenmantel als Stärkungsmittel der Muskulatur bei Kleinkindern in Form von Bädern und als wundheilendes Spülmittel nach Zahnbehandlungen bewährt.
Besonders will ich auch seine blutstillende Wirkung bei inneren Verletzungen nach der Geburt hervorheben.
Die Anwendung als Tee erfolgt in Form des Aufgusses, ein Teelöffel pro Tasse, fünf bis zehn Minuten ziehen lassen, ein bis zwei Tassen pro Tag ungesüßt trinken.

Die Schafgarbe (Blutstillkraut, Frauendank, Katzenkraut, Bauchwehkraut)

Eine meiner Nachbarinnen hatte in sehr jungen Jahren Zwillinge im 6. Monat verloren. Auch in ihrer zweiten Schwangerschaft setzten im 6. Monat

Blutungen ein; sie erhielt eine Cerklage (dabei wird der Muttermund zugenäht). Sie wandte sich auch an mich und mit einer von mir selbst gesammelten Mischung von Frauenmantel und Schafgarbe hörten die Blutungen bald auf und sie bekam ihren Sohn **zu Hause** zum errechneten Termin.
Die Schafgarbe ist über ganz Europa bis zum Polarkreis verbreitet. Wir finden sie auf Rainen, Wiesen und Weiden, auf sonnigen Schlägen, auf Weg- und Ackerrändern. Sie ist sehr widerstandsfähig gegen Hitze, Dürre und Kälte und äußerst genügsam. Das blühende Kraut wird von Ende Juni bis Ende August gesammelt, am besten ist es, sie mit der Schere abzuschneiden. Dann bindest du sie zu einem Stauß zusammen und hängst diesen zum Trocknen an einem schattigen Ort auf. Verwendet werden die zarten Blättchen und die Blüten.
Die Heilwirkung ist am stärksten, wenn wir die Blume bei zunehmenden Mond (am besten zu Vollmond) bei strahlenden Wetter um die Mittagszeit sammeln, dann ist auch ihr herber Duft am intensivsten.
Durch den hohen Gehalt an Bitterstoffen und ätherischem Öl wird die Schafgarbe zu den Bitterstoffdrogen gerechnet. (Der Tee schmeckt aber nicht bitter!). Daher ergibt sich die besondere Heilwirkung auf Störungen des Magens und des Darmes. Sie entfaltet ihre Wirkung bei verschiedenen Arten innerer Blutungen, sehr starke Mentruationsblutungen und Menstruationskrämpfe werden gelindert.
Ich zitiere aus einem alten Kräuterbuch:
„Die Schafgarbe kann daher Frauen gar nicht genug empfohlen werden und viel Kummer, Mißmut und Unbehagen würde einem erhöhten Wohlbefinden weichen, wenn Frauen dieses so heilkräftige und dabei vollkommen reizlose Naturmittel fleißiger anwenden würden!“

Ich will noch ein paar Worte zur Verwendung der Kräuter hinzufügen:
Du solltest ein und dasselbe Kraut nicht länger als höchstens sechs Wochen einnehmen, dann legst du eine Pause von abermals sechs Wochen ein.
Es besteht natürlich auch die Möglichkeit, sich bei den Teekuren nach dem Mond zu richten, je nachdem welche Wirkungen du erzielen willst. Soll die Kur aufbauen und stärken, beginnst du zu Neumond, soll sie aber lösen und beispielsweise entwässern ist es besser, bei Vollmond anzufangen.
Natürlich mußt du dich auch hier nach deinem eigenen Gefühl richten: Kannst du den Tee schon gar nicht mehr sehen und riechen, brichst du die Kur eben früher ab.

Mond in der Jungfrau – Astrologisches

Steht dein Mond in der Jungfrau, zeichnet dich ein gutes Organisationstalent aus. Vorsorglich planst du und bemerkst Dinge, die anderen entgehen. Dein Gefühlsleben ist im Großen und Ganzen kontrolliert und gewissenhaft. Da du eher introvertiert bist, kannst du soziale Kontakte am leichtesten in Verbindung mit praktischen Belangen eingehen.
Du fühlst dich wohl, wenn deine zuverlässige Hilfe gefordert und gebraucht wird, wenn du siehst, wie unentbehrlich du bist.
Für den Jungfraumond kann aber auch das genaue Gegenteil zutreffen: vielleicht wirfst du dich mit Vorliebe in vollkommen chaotische Gefühlsabenteuer und bist eine richtige Verächterin jeglicher Ordnung!
Ein Gedanke, der die Qualitäten dieses erdigen Mondes in uns zum Vorschein bringt:
„Es ist gut, den Dingen auf den Grund zu gehen und sie ganz genau zu erforschen."

Yogaübungen zum Mond in der Jungfrau

Atemübung Drittes Auge – Sonnengeflecht

a. *Yogasitz,* spüre den Boden unter dir. Stell dir vor, du sitzt auf einem warmen Sandboden, der Sand schmiegt sich an deine Schenkel, laß den Atem in den Bauch fließen.
b. Stell dir nun vor, daß du durch das Dritte Auge (der Bereich zwischen und hinter den Augenbrauen) **einatmest,**
c. der Atem fließt über die Wirbelsäule bis zum Sonnengeflecht und fließt dort wieder hinaus,
d. jetzt atmest du im Bereich des Sonnengeflechts ein und
e. durch das Dritte Auge aus.
f. Übe einige Male im Atemrhythmus.
g. Konzentriere dich jetzt auf das Dritte Auge, richte den inneren Blick dorthin und spüre, wie der Atem in dein Becken fließt.

Yogaübungen, die „Kopf und Bauch" energetisch verbinden

Vorwärtsbeuge im Stehen

Durch diese Übung werden bestimmte Energiewege und Subchakren stimuliert. Sei sehr wachsam, konzentriere deinen Geist auf die Bewegung und die dadurch erzeugte Energie.

a. Ausgangshaltung *Baum*
b. Verschränke die Daumen hinter deinem Rücken, ziehe sie auseinander und erzeuge damit eine Spannung zwischen Armen und Schulterblättern. Stell deinen linken Fuß nach vorne.
c. Beim **Ausatmen** neigst du dich nach vorne, während du gleichzeitig die Arme hinter dem Rücken Richtung Kopf und so hoch wie möglich ziehst. (Beide Fußsohlen bleiben am Boden, wenn nötig kannst du die Knie etwas abwinkeln).
d. Beim **Einatmen** richtest du dich wieder auf, die Spannung zwischen den Daumen wird noch gehalten.
e. Wiederhole den Vorgang dreimal, dann aufrichten, die Arme und Schultern gut entspannen und nachspüren.
f. Verschränke die Daumen jetzt andersherum, erzeuge die Spannung und tritt mit dem rechten Fuß nach vorne.
g. **Ausatmen** – nach vorne neigen usw., dreimal wiederholen dann aufrichten und entspannen.

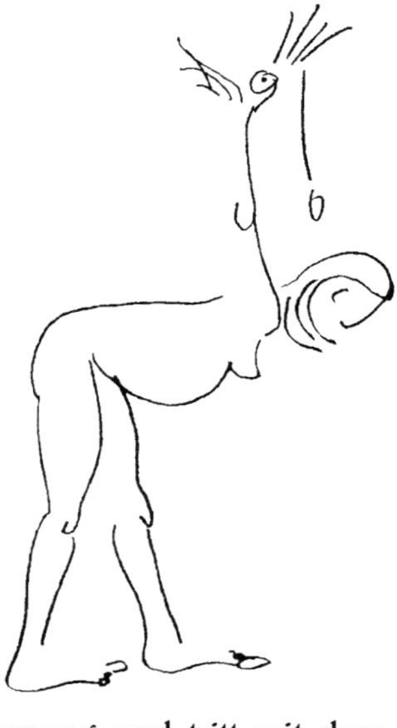

Edelfrau

Die Edelfrau ist von großem Nutzen für das Verdauungssystem. Es ist eine der wenigen Übungen, die direkt nach dem Essen ausgeführt werden kann. Sie hat eine reinigende Wirkung und unterstützt die richtige Lage des Babys in der Gebärmutter.

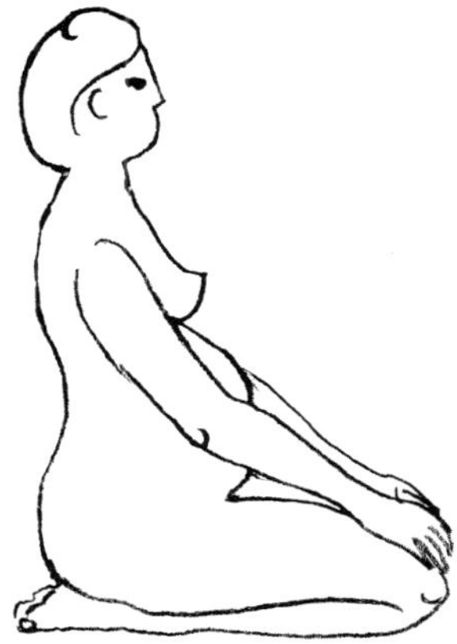

a. Fersensitz: setz dich knieend auf die Waden, die Knie nah beisammen. Leg die Hände auf die Knie und spüre eine Spannung von deinen Händen bis zum Schultergelenk. Der Rücken ist gerade und aufrecht, der Blick auf die Nasenspitze gerichtet.
b. Laß deinen Atem ruhig fließen, starre dabei auf die Nasenspitze (wenn das zu anstrengend wird, schließ die Augen und konzentriere dich auf das Nachbild der Nase).
c. Du kannst die Wirkung der Übung noch erhöhen, wenn du dir vorstellst, daß dein Atem durch die Scheide aus- und einfließt.

Kaninchen

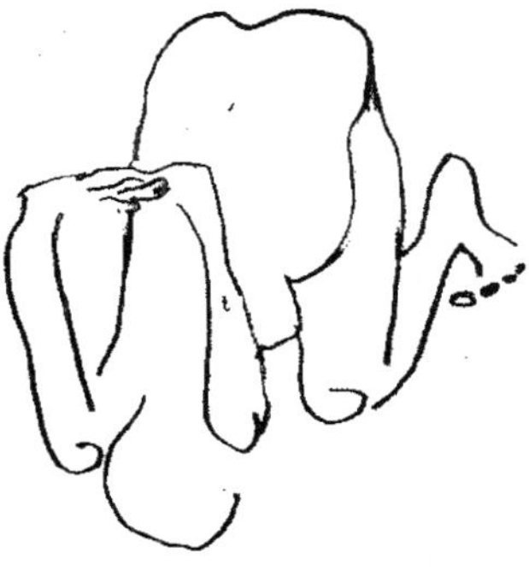

a. *Fersensitz;* verschränke die Daumen hinter deinem Rücken und ziehe sie auseinander, spüre die dadurch entstehende Spannung.
b. **Ausatmen** – beug dich nach vorne, leg deinen Scheitel auf den Boden, die Arme ziehen nach oben und nach vor.
c. Bleib einige Atemzüge im Kaninchen.
d. **Ausatmen** – Aufrichten und im Fersensitz entspannen.
e. Wiederhole das Kaninchen ein zweites Mal mit andersherum verschränkten Daumen.

4. Brücke aus dem Langsitz

Diese Übung verbindet das Hara (zweites Chakra) mit dem Kehlchakra, sie regt die Kniechakren, die Leber und das Gehirn an.

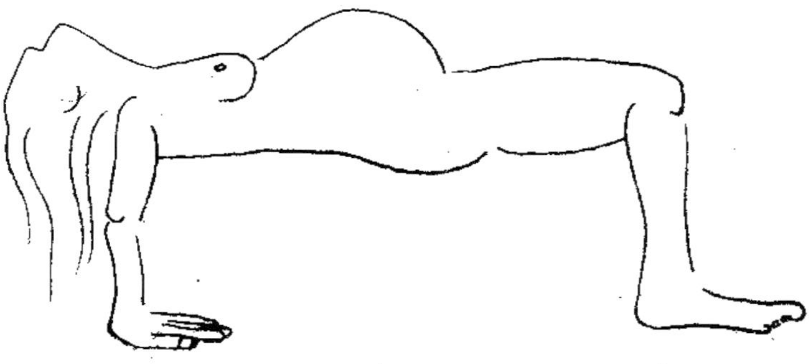

a. Langsitz, die Hände liegen neben den Hüften, die Finger zeigen nach vorne. Das Kinn ruht auf der Brust.

b. **Ausatmen** – das Becken zieht dich nach oben in die Brücke, der Kopf sinkt zurück in den Nacken.

c. **Einatmen** – kehre in den Langsitz zurück, das Kinn wird zur Kehle geneigt. Wiederhole die Übung sooft du möchtest, jedoch nicht öfter als zwanzigmal.

Radfahrübungen

Radfahren nach vorne

Das Radfahren ist eine ausgezeichnete Übung zur Kräftigung der äußeren und inneren Beckenmuskulatur und unterstützt die Verdauung.

a. *Rückenlage,* die Beine sind aufgestellt.

b. **Ausatmen** – strecke die Beine hoch, bewege nun deine Fußgelenke und die Zehen, spreize sie, mach eine „Faust".

c. Beginne mit langsamen, großen Radfahrbewegungen, stell dir vor, du fährst mit einem Einrad. Laß dabei

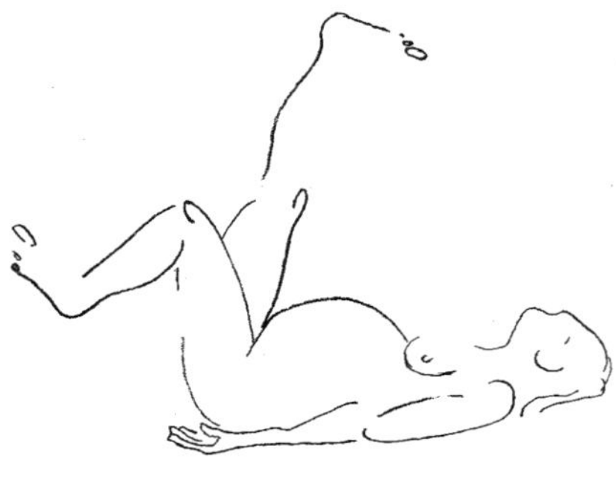

den Atem ruhig und tief fließen. Fahr solange mit dem Rad, daß es dich fordert, aber nicht unangenehm wird.

d. Dann streckst du noch einmal die Beine hoch, Fußsohlen parallel zur Decke, Beine abwinkeln und auf den Boden stellen.

e. Leg deine Hände auf den Bauch, laß beim Ausatmen jede Mühe und Anstrengung davonschweben.

f. Wiederhole die Übung ein zweites Mal.

Radfahren nach hinten mit Bewegung des Oberkörpers

Diese Art des Radfahrens stellt auch Anforderungen an unser Gehirn und fördert die Koordinationsfähigkeit; es ist handelt sich um eine ideale Jungfraumondübung.

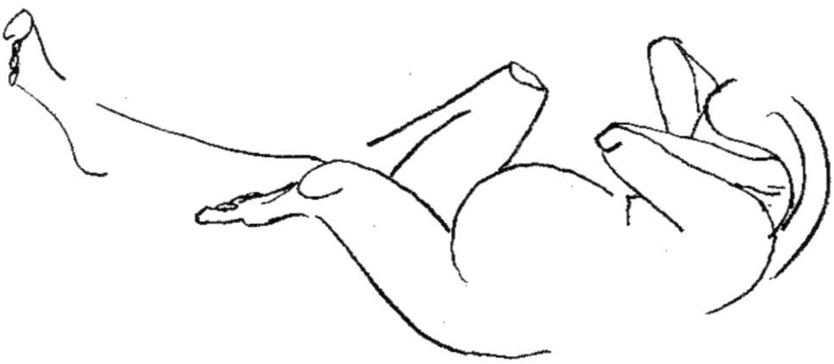

a. Rückenlage, die Beine aufstellen. Verschränke die Arme hinter dem Kopf, die Ellbogen zeigen nach außen.

b. Beginne nun mit den Radfahrbewegungen, allerdings in die andere als die gewohnte Richtung, du fährst also nach hinten, mach die Bewegung, bis du dich dabei sicher fühlst, der Atem fließt sanft und ruhig.

c. Stell die Füße wieder auf den Boden und entspanne dich, laß die Anstrengung los.

d. Beim weiteren „Nachhintenfahren" kommt eine Bewegung dazu: Während sich die Beine im Radfahrrhythmus drehen, bringst du den jeweils gegenüberliegenden Ellbogen in Richtung Knie: den linken Ellbogen zum rechten Knie und umgekehrt.
Am Anfang ist diese Übung etwas kompliziert, doch „Übung macht die Meisterin!" Außerdem „freut" sich unser Gehirn über unbekannte Bewegungsabläufe, es werden dadurch brachliegende synaptische Verbindungen aktiviert und eventuell sogar neue angelegt!

Akkupressur zur Entspannung des Gesichts (wirkt gegen Faltenbildung)

An Mondtagen in der Jungfrau, besonders bei abnehmendem Mond, ist diese Art der Hautpflege angenehm und wirkungsvoll.
Sitze in einer dir angenehmen Haltung, der Rücken ist gerade und aufrecht. (Du kannst die Übung aber auch im Liegen machen) Achte auf den Fluß deines Atems.
Zähle bei jeder Akkupressur langsam bis sieben.
linke Hand – linke Seite des Gesichts

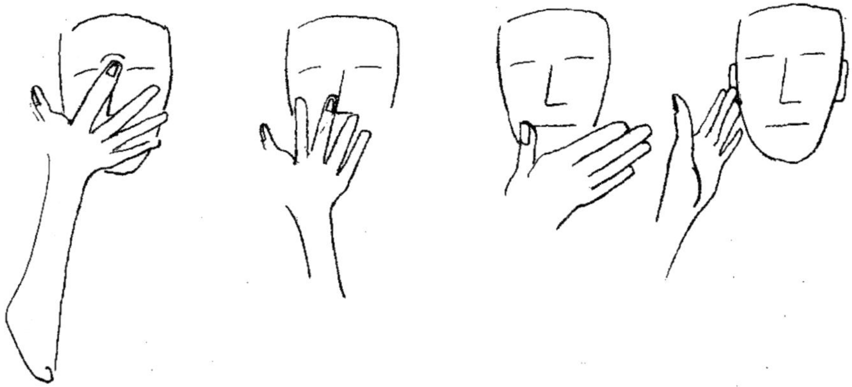

a. Drück mit dem Zeigefinger auf den Innenrand deiner Augenbraue.
b. Drück deinen Mittelfinger in das Grübchen neben dem Nasenloch.
c. Drück deinen Daumen in den Mundwinkel.
d. Dann klopfe mit Zeige- und Mittelfinger vom Mundwinkel die Kiefer entlang bis zum Ende des Kiefers beim Ohr. Klopfe ein paar Mal in beide Richtungen und zähle dabei bis Sieben.
e. Nimm jetzt die andere Hand (die rechte) und drücke in die Spitze des „V" zwischen Daumen und Zeigefinger deiner linken Hand, der Daumen drückt von oben, der Zeigefinger von unten.
   Dann entspanne dich und spüre dein Gesicht. Kannst du Unterschiede zwischen linker und rechter Gesichtshälfte wahrnehmen?
f. Verwöhne die andere Seite deines Gesichts mit der Akkupressur.

Mond in der Waage – Venus

Aschenputtel

Es waren einmal ein reicher Mann und eine Frau, die hatten ein einziges Töchterchen. Als die Frau todkrank wurde, rief sie ihr Töchterchen an ihr Bett und sprach:
„Mein liebes Kind, ich muß sterben. Aber weine nicht, ich will vom Himmel auf dich herabsehen und dich trösten. Pflanze ein Bäumlein auf mein Grab, und wenn du etwas wünschst, so schüttele daran. Es wird dir geben, was du haben möchtest. Bleib fromm und gut." Darauf schloß sie die Augen und starb.
Das Mädchen trauerte um die Mutter tief und weinte unaufhörlich. Es brauchte kein Wasser, um das Bäumchen zu begießen, denn es genügten ihre Tränen. Als das Bäumchen zum zweitenmal grünte, nahm ihr Vater eine andere Frau.
Damit brach eine böse Zeit für das arme Kind an, denn die Stiefmutter brachte selbst zwei Töchter ins Haus, die schlecht und boshaft zu dem kleinen Mädchen waren.
„Was macht der garstige Unnütz in den Stuben?" sagte die Stiefmutter zu ihr. „Fort in die Küche! Sie kann unsere Magd sein."
Darauf zogen ihr die Stiefschwestern die Kleider aus, gaben ihr einen alten grünen Rock und sagten: „Der ist gut genug für dich."
Danach führten sie die Stiefschwester unter Lachen in die Küche. Dort mußte das arme Kind schwere Arbeit verrichten, früh vor Tagesanbruch aufstehen, Wasser tragen, Feuer anmachen, kochen und waschen.
Die Stiefschwestern schütteten ihm Erbsen und Linsen in die Asche, die mußte es dann wieder auslesen, und so ging der Tag herum. Wenn es abens müde war, kam es in kein Bett, sondern mußte sich neben dem Herd in die Asche legen. Nun sah es natürlich von der Asche und dem Staub schmutzig aus, und deshalb nannten sie es „Aschenputtel".
Einmal gab der König ein Fest, das drei Tage dauern sollte. Hierzu wurden alle schönen Mädchen des Landes eingeladen; denn sein Sohn sollte sich eine Braut aussuchen. Als die Stiefschwestern vernahmen, daß auch sie mit eingeladen waren, freuten sie sich ungemein. Aschenputtel mußte sie kämmen und schmücken, und wieder ließen sie kein gutes Haar an ihr.

Als Aschenputtel nach getaner Arbeit am Taubenschlag vorbeiging, hörte sie, wie die Tauben gurrten: „Aschenputtel, willst du auch zum Fest des Königs gehen?“
„Wie kann ich in meinen schmutzigen Kleidern hingehen?“ sagte sie.
„Geh zu dem Bäumlein auf deiner Mutter Grab, schüttele daran und wünsche dir schöne Kleider. Komm aber vor Mitternacht vom Ball wieder heim.“
Da ging Aschenputtel hinaus, schüttelte das Bäumchen und sprach:
„Bäumlein, rüttele und schüttele dich,
wirf schöne Kleider herab für mich!“
Kaum hatte sie das Sprüchlein gesagt, so lag ein prächtiges, mit Silber und Gold besticktes Seidenkleid vor ihr, seidene Strümpfe, mit Gold und Silber ausgestickte Schuhe, Perlen und sonst noch viel Schönes. Beglückt trug Aschenputtel alles nach Hause, wusch sich, zog sich an und sah nun wunderschön aus. Und als sie vor die Haustür kam, stand ein Wagen mit sechs federgeschmückten Pferden davor, und Diener öffneten den Schlag und hoben Aschenputtel hinein. Im Galopp ging es dem Königsschloß zu.
Als der Prinz den Wagen vor dem Tor halten sah, meinte er nicht anders, als daß eine fremde Prinzessin angefahren käme, ging selbst die Treppe hinab, half Aschenputtel aus dem Wagen und führte sie in den Saal. Dort, wo die vielen Lichter brannten, war sie noch viel, viel schöner.
Die Stiefschwestern ärgerten sich, daß eine Fremde sie an Schönheit übertraf, denn sie erkannten Aschenputtel in dem herrlichen Gewand nicht.
Der Prinz aber dachte: Soll ich mir eine Braut aussuchen, so gefällt mir diese am besten. Und er tanzte den ganzen Abend mit ihr. Als Mitternacht herankam, stand sie auf, verneigte sich vor dem Prinzen und wollte nach Hause gehen.
Der Königssohn aber sprach: „Ich gehe mit und begleite dich.“ Denn er wollte sehen, wohin das schöne Mädchen gehöre.
Aber schnell sprang Aschenputtel in ihren Wagen, der eiligst davonrollte. Zu Hause ging sie wieder zu dem Bäumlein auf der Mutter Grab.
„Bäumlein, rüttle und schüttle dich,
Nimm die Kleider wieder für dich.“
Da nahm der Baum die Kleider zurück, und Aschenputtel hatte wieder ihr altes Aschenkleid an. Damit ging sie in die Küche, machte sich das Gesicht staubig und legte sich am Herd schlafen.
Als der dritte Festtag angebrochen war, rieten die Tauben Aschenputtel, wieder das Grab ihrer Mutter aufzusuchen.
Sie trat vor das Bäumchen und sprach:
„Bäumlein, rüttele und schüttele dich,
wirf schöne Kleider herab für mich!“

Da fiel ein Kleid herab, das noch viel prächtiger als das vorige war, denn es war ganz von Gold und Edelsteinen, dazu goldgewirkte Strümpfe und goldene Schuhe. Als Aschenputtel damit bekleidet war, sah sie wie eine Königin aus. Vor der Tür hielt ein Wagen mit sechs Schimmeln, die hatten weiße Federbüschel auf dem Kopf, und die Bedienten waren in Rot und Gold gekleidet.
Der Prinz hatte schon sehnsüchtig die Ankunft der fremden Prinzessin erwartet und gebrauchte eine List, damit sie ihm nicht wieder entwischen könnte: er hatte die Schloßtreppe mit Teer bestreichen lassen und kam so in Besitz eines ihrer goldenen Schuhe.
Mit diesem Schuh zog er durch das Land, um seine Angebetete zu finden. Als er ins Haus von Aschenputtels Stiefmutter kam, wollte der Schuh den beiden Schwestern gar nicht passen.
Widerwillig rief die Stiefmutter nach Aschenputtel, da der Prinz dies eindringlich forderte.
Als Aschenputtel hörte, daß sie vor den Königssohn kommen sollte, wusch sie geschwind Gesicht und Hände, ging dann hinein und verneigte sich vor ihm. Der Prinz reichte ihr den goldenen Schuh. Sie setzte sich auf einen Schemel, zog geschwind den kleinen Fuß aus den häßlichen Holzschuh und steckte ihn in den goldenen Schuh. Und siehe da, er paßte wie angegossen. Da bückte sich der Prinz, sah Aschenputtel ins Gesicht und erkannte das schöne Mädchen, mit dem er die ganze Nacht getanzt hatte.
„Das ist die rechte Braut!" rief er freudig aus.
Die Stiefmutter und die bösen Schwestern wurden bleich vor Schreck. Der Prinz aber hob Aschenputtel in den Wagen. Als sie durch das Tor fuhren, riefen die Tauben:
„Rucke di guck, rucke di guh!
Kein Blut ist im Schuh.
Der Schuh ist nicht zu klein.
Die rechte Braut, die führt er heim."
(von mir gekürzte Fassung der Gebrüder Grimm)

Der Sinn des Märchens *Aschenputtel* offenbart sich erst, wenn wir davon ausgehen, daß *alle handelnden Personen* die verschiedenen Aspekte der Psyche *einer Frau* repräsentieren.
Wenn sich all diese Aspekte die meiste Zeit in einem Gleichgewichtszustand befinden, also: *in der Waage* sind, fühlen wir uns wohl, sind selbständig und frei.

Es war einmal das kleine Mädchen, das bei seiner liebevollen Mutter aufwuchs.

Doch einmal kam der Tag, da war sie alt genug, um für sich selbst zu sorgen. ... An diesem Tag müssen beide erkennen: eine immer sorgenvolle und wachsame Mutter, die ihrer Tochter alle Schwierigkeiten aus dem Weg räumen möchte, verhindert deren Entfaltung als eigenständige, als einzigartige Persönlichkeit.

Das kann eine sehr schmerzvolle Erkenntnis sein, „das Mädchen trauerte um die Mutter tief und weinte unaufhörlich," und auch die Mutter muß sich einem ganz neuen Leben zuwenden, was im Märchen durch ihren physischen Tod symbolisiert wird.

Das Mädchen muß die *allzugute* Mutter sterben lassen, erst dann kann sie stark und unabhängig werden.

Die Mutter läßt ihre Tochter allerdings nicht schutzlos zurück, sie rät ihr, ein Bäumchen auf das Grab zu pflanzen, das im Lauf der Lebensgeschichte zu einem stattlichen Baum heranwächst. Dieser Baum steht der Tochter in ausweglosen Situationen zur Seite. Die Tauben spielen eine ganz ähnliche Rolle: Auch sie sind sichtbare Manifestation der *Inneren Stimme* Aschenputtels und weisen ihr an wesentlichen Kreuzungspunkten ihrer Entwicklung den richtigen Weg.

Als die *gute Mutter* aus dem Leben der jungen Frau verschwunden ist, tauchen die Schattenseiten aus der Tiefe ihrer Psyche, im Märchen erwachen sie als Stiefmutter und Stiefschwestern zum Leben.

Die Waage neigt sich zur Seite der zerstörerischen, ausbeutenden und demütigenden Eigenschaften unseres Selbst. Es sind die unterentwickelten und vernachlässigten Aspekte, die wir gerne verleugnen und übersehen.

Es ist die Stimme, die dich auslacht, wenn du dich in den Spiegel schaust, die Stimme, die über alles spottet, was du anfängst, die nur das Übelste und Gemeinste heraufbeschwört. Sie flüstert dir zu: „Das schaffst du nicht." „Zu schwierig für dich." „Mit deinem Aussehen (deiner Ausbildung...) ist das unmöglich!"

So bist du denn lieb und sanft, machst das, was die anderen von dir verlangen, willst nur ja nicht auffallen, denn dann, so glaubst du, kann dir niemand etwas anhaben und es wird keine Schwierigkeiten geben. Doch von Aschenputtel lernen wir das Gegenteil: je mehr sie den Forderungen ihrer Stiefmutter nachgibt, je tiefer sie sich erniedrigen läßt, desto grausamer und unnachgiebiger wird die Ausbeutung und verschlingt ihre Lebensenergie. Die *Stiefaspekte* der Psyche befinden sich nicht zufällig in jeder von uns, es sind die Verhaltensregeln, die wir befolgen sollen, damit wir als „vollwertige Mitglieder der Gesellschaft" anerkannt werden.

Wie schwierig es ist, diesen Status zu erreichen, weiß wohl jede selbst am besten, besonders dann, wenn sie ihren eigenen Weg gehen möchte!

Auch in der Schwangerschaft werden wir von Einflüsterungen verfolgt, die uns verunsichern, die uns Angst machen.
Wir sollten jetzt klar zwischen den Stimmen, die unsere Stiefaspekte repräsentieren und jenen, die auf *unserer Seite* stehen, unterscheiden können...
Wir müssen lernen, uns den Menschen und Tätigkeiten zuzuwenden, die *uns guttun.*
Yoga im Mond ist eine von vielen Möglichkeiten, dieses *Gespür* zu entwickeln.
Nach einem Gespräch, Arztbesuch ... nimmst du dir etwas Zeit, läßt deinen Atem fließen, spürst deine Gefühle und deinen Körper und weißt sehr bald, was dir gutgetan hat und was nicht. Vielleicht kommen dir ja auch gleich ein paar Ideen, was du das nächste Mal anders machen könntest...
Es gibt Zeiten im Leben jeder Frau, in denen sich die Waage stark auf die Seite der Einflüsterer und der Spötter neigt.
Doch dann, irgendwann, erwacht der Selbsterhaltungstrieb, der sich aus dem Zweiglein, das uns unsere Mütter vererbt haben, langsam aber sicher zu einem Baum entwickelt hat. Und der Wind raunt durch seine Äste: „Laß sie doch reden! Ich brauche euch doch gar nicht. Ich weiß selbst was ich will und ich weiß vor allem, was ich nicht will!"
Für viele ist es ein mühsamer Weg durch tausend Ängste, über stacheldrahtverhauene Grenzen und quer durch alle Moralvorstellungen. Wir brauchen, so wie Aschenputtel, eine Begleiterin, die uns da und dort den richtigen, den eigenen Weg weist. Diese Begleiterin hat viele Namen: es ist die Innere Stimme, die Vorahnung, die *Intuition.* Sie sagt uns, was die eigene Entwicklung vorantreibt und was sie behindert, sie ist das „Wissen", das uns manchmal „überkommt" und das wir leider allzu oft mit dem logischen Verstand zur Seite schieben und wegargumentieren.
Im Märchen sind der Baum, den Aschenputtel auf das Grab ihrer Mutter pflanzt und die Tauben, deren Sprache sie im richtigen Augenblick verstehen kann, Sinnbilder für ihre Intuition.
Der Baum *gibt* ihr zur richtigen Zeit die richtigen Dinge (ein).
„Bäumchen schüttle dich, Bäumchen rüttle dich, wirf Gold und Silber über mich!" sagt sie und das Bäumchen überschüttet sie mit allem, was sie braucht, um „wie eine Königin auszusehen".
In der Schwangerschaft ist die Innere Stimme laut und kräftig, allerdings arbeiten auch sehr viele daran, sie zu verunsichern und mundtot zu machen.
Im Yoga wird sie durch das *Dritte Auge* repräsentiert und es gibt viele (Atem) Übungen, die das *sechste Chakra* ins Bewußtsein rufen und damit die Intuition schulen. Wenn du vor einer Entscheidung stehst oder dich

im Allgemeinen unsicher fühlst, such dir ein paar Atemübungen für das Dritte Auge, mach sie vor dem Schlafengehen und schau dir die Situation am nächsten Morgen noch einmal an.
Es ist jedesmal ein rauschendes Fest, wenn wir den Weg unserer Intuition gehen. Sollten wir auch am nächsten Tag in den grauen Alltag der Selbstzweifel zurückkehren, uns Asche ins Gesicht streuen und wieder die Befehle der Stiefschwestern ausführen, so bleibt doch der goldene Schuh als Beweis für den Tanz des Lebens...
Bei einem der großen Feste verlieben wir uns in den schönen (starken, sanften, mutigen, verträumten, erfolgreichen, suchenden) Prinzen. Auch *er ist ein weiterer Aspekt des eigenen Selbst:* wir entdecken die andere, den anderen in uns, das, was fremd scheint, jene Eigenschaften, die wir uns niemals zutrauen würden, gerade das, was wir an anderen besonders bewundern und verehren. Hier, im eigenen Herzen wohnt der Märchenprinz, der seine Prinzessin über alles liebt und weiß, daß sie die Begehrenswerteste und die Schönste ist.
Waschen wir uns die Asche aus dem Gesicht und plötzlich werden es alle wissen: Sie ist ja gar keine Dienstmagd, da schau her, *sie ist die Königin!*

Der Waagemond bietet eine besondere Gelegenheit, beides, die Seite der Intuition und die Seite der Einflüsterer auszukundschaften und genau kennenzulernen. Wo wiegen die Gewichte gerade schwerer? Wohin neigt sich die Waage?
Dem Mond in der Waage wird (wie dem Stiermond) der Planet Venus zugeordnet. Sie symbolisiert in diesem Zeichen den Sinn für Ästethik, für schöne Bilder und Geschichten, künstlerisches Empfinden und Kreativität.
Die körperliche Einflußsphäre des Waagemondes bezieht sich auf unsere Ausscheidungsorgane, auf Nieren und Blase.
Es gibt eine Heilpflanze, die beide Aspekte des Venusmondes, den körperlichen sowie den geistigen, in sich vereint und für Schwangerschaft und Stillzeit wärmstens empfohlen werden kann:
Sag wer mag das Weiblein sein
das da steht im Wald allein
mit dem purpurroten Mäntelein?
Das kann ja nur die

Hagebutte sein.

Im Frühling betört die *Wilde Rose* (Heckenrose) durch ihre zarte, venusfarbene Schönheit und ihren berückenden Duft. Im Herbst und im Winter leuchten ihre orangeroten Früchte durch kalte Nebeltage.

Die Hagebutte zählt zu den Vitamin C-reichsten Früchten. Es ist erstaunlich, daß das Vitamin C durch Kochen nicht zerstört wird. Allerdings ist es wichtig, die Hagebutten frisch zu verwenden, nach einem Jahr ist nur noch ein Viertel des ursprünglichen Gehalts vorhanden. Die übrigen Inhaltsstoffe der Hagebutte (Apfel-, Zitronen-, Bernstein- und Phosphorsäure, Kieselsäure, Vanillin, Eisen, ...) haben einen günstigen Einfluß auf die Verdauung wirken blutreinigend und harnfördernd.
Bei entzündlichen Krankheitserscheinungen der Nieren, des Nierenbeckens und der Blase hat der Hagebuttentee eine heilende Wirkung. Der Tee aus den Hagebuttenkernen wird bei Grieß- und Steinbildung, bei Nieren und Blasenerkrankungen, Wassersucht usw. empfohlen. Die blutreinigende Wirkung bessert und heilt auch gichtische und rheumatische Beschwerden.
Ich zitiere aus einem Buch über Heilkräuter: „Müttern in der Stillzeit kann nur wärmstens empfohlen werden, Hagebuttenerzeugnisse - und sei es der einfache Hagebuttentee - einzunehmen, da dies den Vitamin C Gehalt der Muttermilch steigert, was von hohen Einfluß auf die Entwicklung des Säuglings ist."

Mond in der Waage - Astrologisches

Steht dein Mond in der Waage, so bist du besonders empfindlich gegenüber den Anderen. Diese Sensibilität entspringt aber weniger dem Bedürfnis, auf deren Gefühle eingehen zu wollen, als dem Interesse an der Aufrechterhaltung einer gepflegten Atmosphäre.
Ausufernde Gefühle oder lodernde Leidenschaften brauchst du nicht unbedingt. Die Welt soll schön und harmonisch sein, denn das Leben ist ein Kunstwerk. Du bist charmant und taktvoll, Streit und vulgäres Verhalten lassen dir die Haare zu Berge stehen. Ist die gewünschte Atmosphäre nicht zu realisieren, ziehst du dich zurück und suchst einen anderen Ort, wo du deine ästhetischen Bedürfnisse ausleben kannst.

Yogaübungen zum Mond in der Waage

Atemübungen

Schälchenatemübung

Das ist eine schöne Übung, bei der „Gold und Silber“ über dich geschüttet wird.

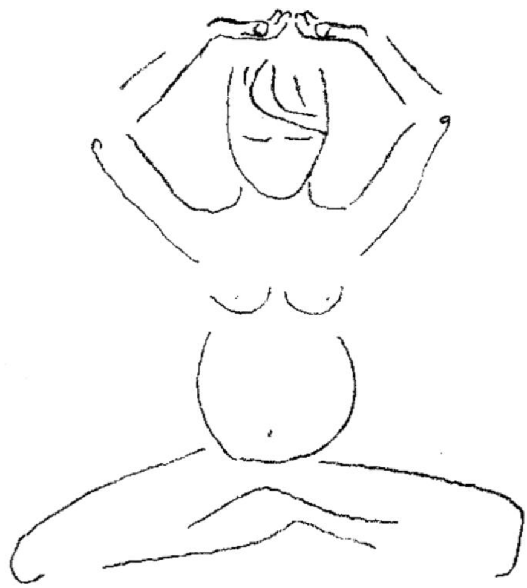

a. *Yogasitz,* die beiden Sitzknochen spüren, zwischen ihnen hin- und herschwingen, bis du die Mitte gefunden hast, laß deinen Atem zu dieser Mitte hinfließen.
b. Beim **Ausatmen** forme mit den Händen zwei Schälchen, die du in einer großen halbkreisförmigen Bewegung nach oben bringst, aus den Schälchen darf dabei nichts „ausrinnen“.
c. Beim **Einatmen** werden die Schälchen mit den Schätzen des Kosmos gefüllt, während du sie wieder in großen Halbkreisen in deinen Schoß sinken läßt.
d. **Ausatmen,** die Schälchen wieder hochschweben lassen, usw.

Atemübung der indischen Tempeltänzerinnen

Diese Übung lockert Hals und Nacken, fördert die Beweglichkeit der Halswirbelsäule und steigert die Ausdruckskraft der Augen.

a. *Yogasitz,* falte die Hände über dem Kopf, die Ellbogen sind leicht abgewinkelt und zeigen nach außen.
b. Zwischen den „Tempelsäulen deiner Arme“ bewegst du beim **Aus-**

atmen den Kopf in Richtung einer Ellbeuge, allerdings ohne dabei den Hals zu drehen, die Augen folgen der Bewegung mit ihrem Blick.

c. Beim **Einatmen** kommt der Kopf zur Mitte.

d. **Ausatmen,** der Kopf bewegt sich zur anderen Seite, die Augen blicken dorthin, ohne bewußt zu *schauen.*

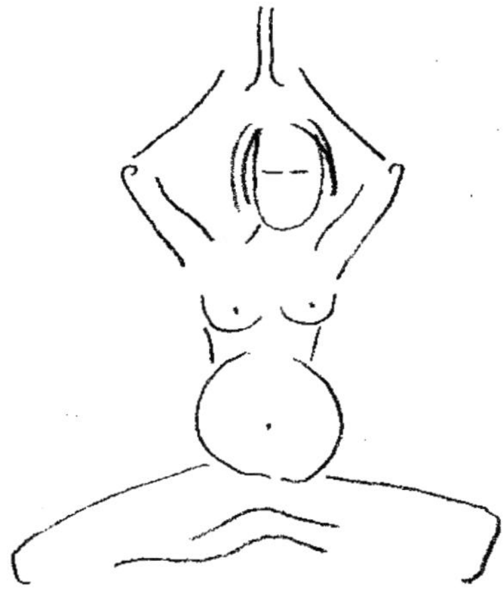

Pachimottasana

Kombinationsübung

Die folgenden Übungen dehnen und strecken den unteren Bereich des Rückens und fördern dadurch den Stoffwechsel. In alten indischen Schriften wird ihre schönheitsfördernde und verjüngende Wirkung gepriesen. Außerdem stärken sie Ausdauer und Konzentrationsfähigkeit.

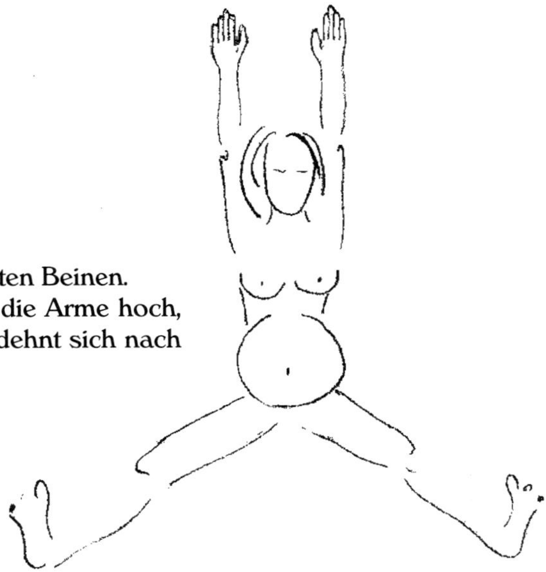

a. Sitze mit gegrätschten Beinen.

b. **Einatmen,** strecke die Arme hoch, der ganze Rücken dehnt sich nach oben.

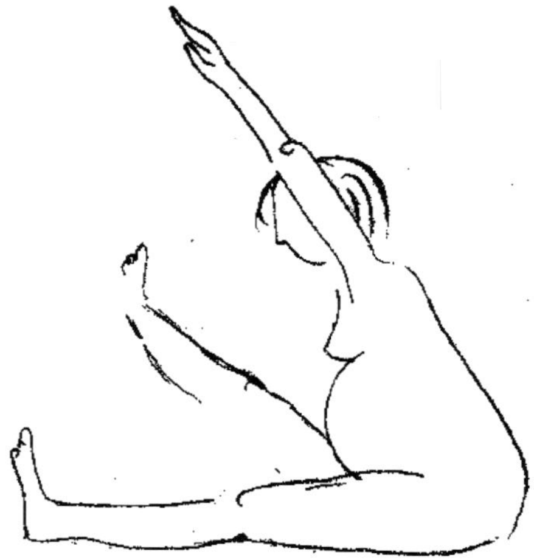

c. **Ausatmen,** beuge dich mit gestreckten Armen nach vorne, spüre, daß die Bewegung vom unteren Rücken ausgeht, der Kopf bleibt in Verlängerung der Wirbelsäule.
d. **Einatmen,** die Arme wieder hoch über den Kopf heben.

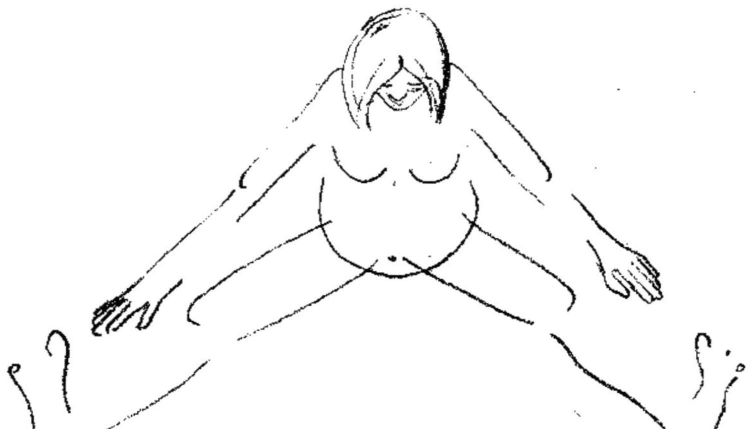

e. **Ausatmen,** den Rücken nach vorne beugen, deine „gegrätschten Arme" zu deinen Beinen senken, den linken Arm zum linken Bein, den rechten Arm zum rechten Bein.
f. **Einatmen** – die Arme über den Kopf heben.

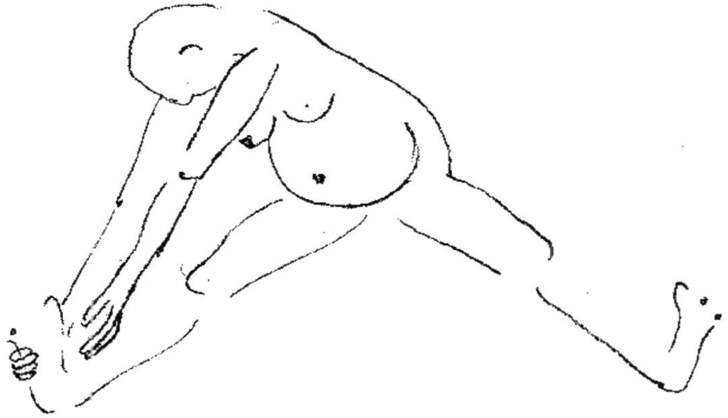

g. Ausatmen, du beugst dich zu einer Seite, legst beide Arme auf ein Bein.
h. Einatmen, zur Mitte kommen.
i. Ausatmen, zur anderen Seite.
j. Wiederhole diese Mitte – gegrätschte Mitte – Seite Kombination ein zweites Mal.
k. Bei der nächsten Wiederholung bleibst du in jeder Haltung ein paar Atemzüge, spürst die Dehnung des unteren Rückens und läßt den Atem dorthin fließen.

Schiefe Ebene

Die schiefe Ebene ist eine Ausgleichsübung zur vorangegangenen Übungsfolge.

a. *Grätschsitz,* die Arme sind hinter dem Rücken aufgestellt, die Handballen möglichst nahe beim Popo, Fingerspitzen zeigen nach außen.
b. **Ausatmen,** dein Becken zieht dich nach oben.
c. Bleib einige Atemzüge in der Schiefen Ebene und spüre wie dein Becken nach oben zieht.

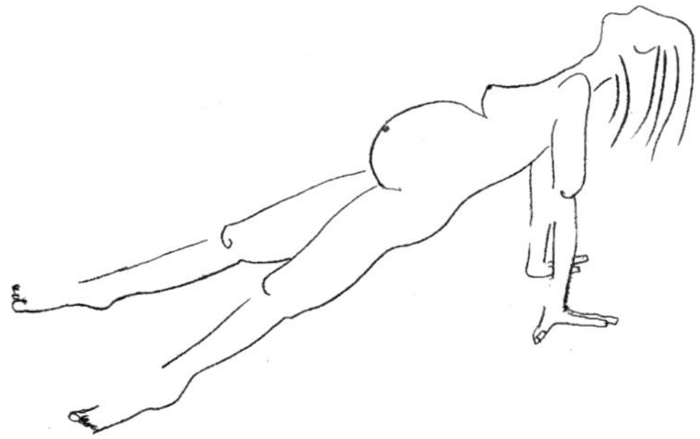

d. **Ausatmen** – auf den Boden zurückkommen und entspannen.

Vorübungen zur Tänzerin

Diese Übungen strecken den Rücken, fördern die Spannkraft und laden das *Hara* mit Energie auf.

Die Tänzerin wirft einen Blick in die Vergangenheit

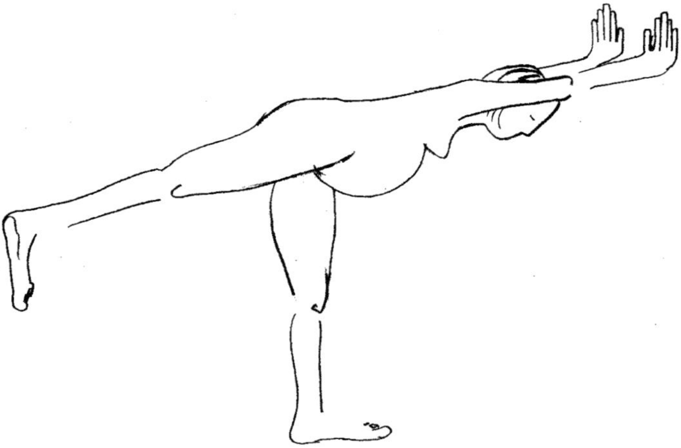

a. Such dir einen Platz an einer Wand. Streck deine Arme nach vor und stütze die Handflächen gegen die Wand, die Fingerspitzen zeigen nach oben.
b. **Ausatmen,** heb ein Bein hoch in die Waagrechte, das Becken bleibt parallel zum Boden und dein Bein wird mit der Ferse gestreckt. Spüre nun die Spannung von den Händen über den geraden Rücken bis hin zur Ferse. Der Kopf befindet sich in Verlängerung der Wirbelsäule.
c. Spüre die Haltung einige Atemzüge, dann senke das Bein und richte dich auf.
d. Tanze nun mit dem anderen Bein in die Vergangenheit...

Die Tänzerin wirft einen Blick in die Zukunft

a. Bleib bei der Wand, diesmal bringst du einen Fuß in Kontakt mit ihr. Der Fuß steht gerade, die Zehen zeigen zum Boden. Die Hände stützen dich einstweilen neben dem am Boden stehenden Bein ab, das ausgestreckte Bein verlängert deine Wirbelsäule bis zur Wand hin.

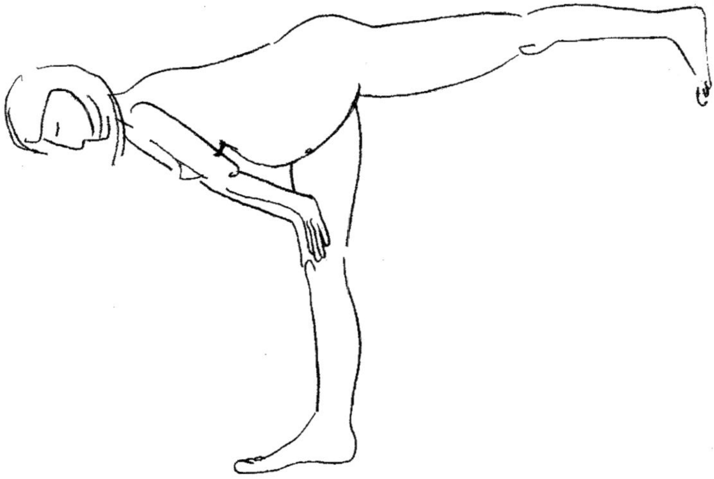

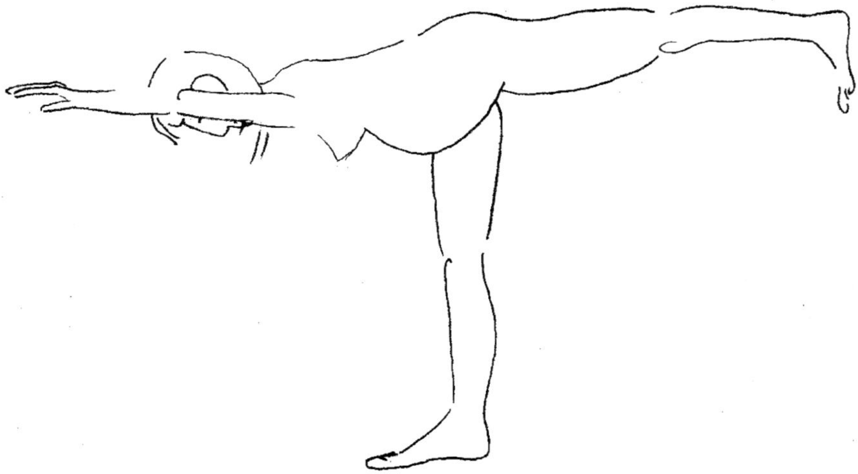

b. Jetzt stützt du dich mit den Händen oberhalb des Knies ab, dehne und strecke deinen Rücken.

c. Beim **Ausatmen** breitest du deine Arme nach vorne, spürst die Spannung vom Fuß an der Wand bis zu deinen Fingerspitzen.

d. Lösen, mit beiden Beinen auf den Boden zurückkommen und entspannen.

e. Wiederhole die Tänzerin mit dem anderen Bein.

Gleichgewichtsübungen

Zum Waagemond passen Gleichgewichtsübungen.
Bei diesen Übungen sehen wir schon bald einen Erfolg: Du wirst bemerken, daß sich dein Gleichgewichtssinn schnell entwickelt. Zum körperlichen Aspekt gesellt sich immer auch der seelische.
Es gibt einige *Bäume,* die deine Ausgeglichenheit fördern, ich werde ein paar davon vorstellen. Probiere aus, welcher Baum dir besonders zusagt. (Das kann sich natürlich auch immer wieder verändern).
Du machst *die Bäume* am Besten mit offenen Augen und fixierst dabei einen unbeweglichen Punkt vor dir.
Es ist interessant festzustellen, welche Körperseite zur Zeit die „standhaftere“ ist.
Stehst du auf dem linken Bein ruhiger, befindest du dich momentan eher in deiner Gefühlssphäre, fühlst du dich auf dem rechten sicherer, bist du eher in Einklang mit deiner Rationalität.

Gleichgewichtsbaum

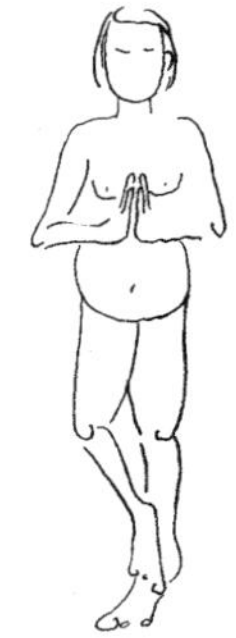

a. Ausgangshaltung *Baum,* falte die Hände vor der Brust.
b. Stelle einen Fußballen auf den Fußrücken des anderen Fußes und fixiere dabei einen unbeweglichen Punkt vor dir, laß deinen Atem ruhig und tief fließen.
c. Seitenwechsel.

Nadelbaum

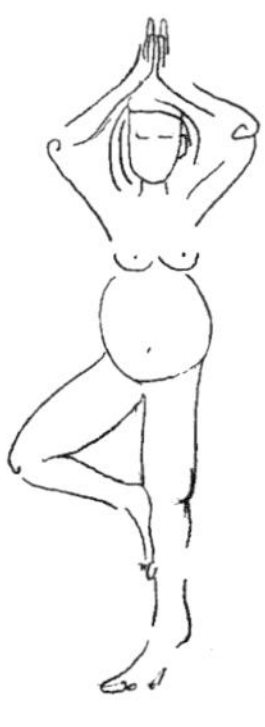

a. Du stehst im *Baum,* die Hände sind über dem Kopf gefaltet.
b. Stelle den Fuß in die Kniebeuge des Standbeins, das abgewinkelte Bein zieht nach hinten. (Oder du legst deinen Fuß in die Schenkelbeuge, so, daß die Fußsohle nach oben zeigt. Das abgewinkelte Knie zieht nach hinten.) Den Atem fließen lassen.
c. Übe mit dem anderen Bein.

Herzbaum als Gleichgewichtsübung

Eine schöne Übung für Stunden, in denen du dich sehr gelassen fühlst und diese Ruhe tief in deine Seele hinabfließen lassen willst.

a. Ausgangshaltung *Gleichgewichtsbaum,* breite deine Arme zur Seite, so, daß du die Öffnung zwischen den Schulterblättern spürst.
b. Dann „nimmst“ du den **Einatem** mit der linken Hand, machst eine Faust und richtest auch deinen Blick dort hin.
c. Zieh den Atem über dein Herz zur rechten Hand, wobei der Kopf die halbkreisförmige Bewegung mitmacht.
d. Schau, wie der **Ausatem** über die rechte, nach oben geöffnetet Handfläche zum Himmel steigt. (siehe Abb. Herzbaum – Kap. Mond in den Zwillingen).
e. Hol den **Einatem** nun mit der rechten Hand, mach eine sanfte Faust, zieh den Atem über das Herz zur anderen Seite, wo er über die geöffnete Hand nach oben steigt usw.
Mach die Übung solange es angenehm ist, dann im Baum entspannen und nachspüren.

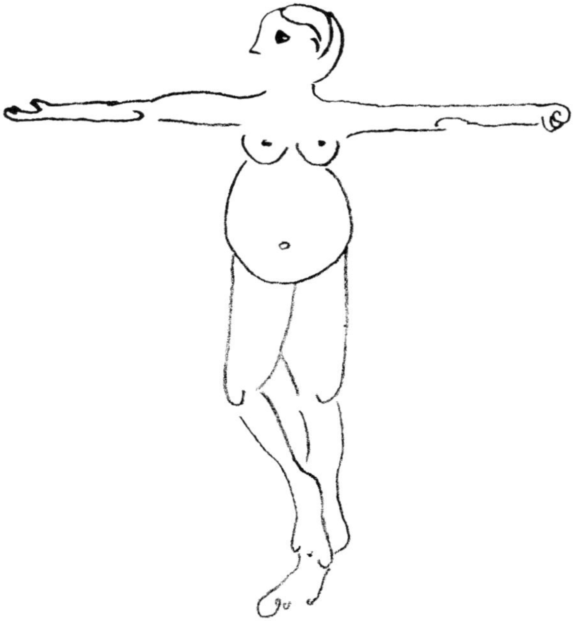

Mond im Skorpion – Pluto

Der Skorpionmond symbolisiert die ewig wiederkehrenden Zyklen, die erneuernde Kraft des Vergehens und der Auflösung.
Er steht für den Herbst, die nebelgraue Dämmerung, die den Blick auf das Leben verhüllt und daraus Kraft schöpft, er ist ist der *Phönix aus der Asche.*
Dem *Mond im Skorpion* wird der sonnenfernste Planet Pluto zugeordnet.
In der christlich-katholischen Tradition fehlt der plutonische Aspekt des Leben-Tod-Leben-Zyklus: der Glaube an die *Wiedergeburt.*
Wenn wir glauben, daß wir auf diese Erde wiedergeboren werden, müssen wir die volle Verantwortung für unsere Handlungen übernehmen. Es gibt keine Flucht in ein himmlisches Jenseits, das uns für die „Leiden auf Erden" entschädigen wird.
Uns Frauen sind die immer wiederkehrenden Zyklen der Auslöschung und die Möglichkeit, neues Leben zu schaffen, aus eigenster Anschauung vertraut: Der *Eisprung* steht für den potentiellen Beginn neuen Lebens, die *Menstruation* für die Auflösung und das Ende eines Zyklus.
Wie stark auch heute noch die weiblichen Zyklen tabuisiert sind, dafür mag die folgende Episode aus dem Leben einer heranwachsenden Frau stehen. Ich habe sie von einer Lehrerin, die mit einer zweiten Klasse AHS eine Woche auf dem Land verbracht hat, gehört.
Eines Nachts, so erzählte sie, öffnete sich die Tür zu ihrem Schlafzimmer ganz leise.
Zaghaft trat ein Mädchen ein und meinte vollkommen verzweifelt, daß sie sterben müsse. „Aber warum denn?" fragte die Lehrerin.
„Mir rinnt das Blut schon bis in die Schuhe," antwortete das Mädchen...
Wann endlich werden wir die Menarche mit unseren Töchtern feiern anstatt hinter vorgehaltenen Händen darüber zu tuscheln?
Verschiedene Rhythmen begleiten uns Frauen ein Leben lang: Es gibt Zeiten, in denen wir Leben hervorbringen möchten und Zeiten, in denen wir unsere Kreativität auf anderen Ebenen ausdrücken wollen.
Dem Mond im Skorpion entspricht die Phase nach der Menopause.
Feiern wir auch die letzte Regel mit unseren Freundinnen als Beginn eines neuen Lebensabschnitts!
Nach der zeugungsfähigen Zeit folgt das letzte Drittel unseres Lebens, das der „Weisen Alten", der „Hexe", die in jeder von uns steckt und gegen die das Patriarchat mit den schärfsten Mitteln vorgeht.

Angelika Aliti meint dazu: „...im Patriarchat ist die alte Frau das Allerletzte. Verachtet, belächelt, zur Oma und Seniorin herabgewürdigt, die von Wildfremden so und auch noch per du angeredet werden darf.
Daraus schließe ich, daß ihre Macht immens sein muß ... Und in der Tat: Ihre Magie ist die mächtigste, denn sie ist die Frau, die nichts mehr fürchtet, weil sie alle Ängste bereits erfahren hat. ...Eine Sphinx, die alle deine Geheimnisse kennt.
Sie ist die betörende junge Schönheit, die sich umdreht und dir plötzlich ein uraltes Gesicht zeigt. Du blickst sie an und weißt, daß sie dir deine Zukunft zeigt."

Viele alte Frauen fügen sich, wenn auch mürrisch, diesem Bild der lieben oder weniger lieben Omi.
Es liegt an uns, die Kraft des dritten Lebensabschnitts wieder zu entdecken, bzw. sie zu leben und in die Gesellschaft hineinzutragen. Dazu gehört unter anderem, daß wir uns nicht uninformiert unter das Messer der Gynäkologen begeben, die uns besonders nach der Menopause von den ihrer Meinung nach unnötigen, bzw. sogar gefährlichen, weil angeblich krebsanfälligen Geschlechtsorganen befreien wollen.
In den meisten Fällen wird die Gebärmutter infolge anderer Indikationen entfernt: bei 55–76% wegen sogenannter „gutartiger Neoplasien" (Eierstocktumore und Myome) und in bis zu 39% der Fälle aufgrund einer Uterussenkung. In beiden Fällen kann *Yoga im Mond* äußerst hilfreich sein und eine Operation überflüssig machen.
Ein Blick in unsere Tiefen wird besonders an Skorpion-Mondtagen Früchte tragen und unsere geheimen Zyklen offenbaren. Der Mond im Skorpion beeinflußt jene Organe, die damit in ursächlichem Zusammenhang stehen: die Vagina, die Gebärmutter und die Eierstöcke.
Manche Mediziner meinen ja sogar, daß wir unsere Geschlechtsorgane nach der Menopause „gar nicht mehr brauchen" bzw. daß sie, wie schon erwähnt, nichts weiter als ein Krebsrisiko darstellten. Eine Medizinstudentin erzählte mir, daß ein Raunen durch den Seziersaal ginge, wenn der Körper einer alten Frau nicht „ausgeräumt" worden ist, im Klartext: wenn Gebärmutter und Eierstöcke noch vorhanden sind.
Das sollte uns doch zu denken geben!

Pluto – astronomisches

Pluto umkreist in ca. 248 Jahren die Sonne und ist wie Merkur ungefähr halb so groß wie die Erde.

Er wurde 1930 auf photographischen Aufnahmen des Sternenhimmels entdeckt. Pluto zeigt nur in den größten Teleskopen ein winziges Scheibchen. Er bewegt sich in einer stark exzentrischen Bahn um die Sonne, die teilweise innerhalb der Neptunbahn verläuft. Aufgrund seiner geringen Größe hat er keine Atmosphäre, die Oberflächentemperatur beträgt ungefähr minus 230° C.
Pluto ist wahrscheinlich von einer vereisten Landschaft bedeckt. Die schweren atmosphärischen Gase, die er überhaupt noch festhalten kann (Methan und Ammoniak) sind bei den dortigen tiefen Temperaturen längst ausgefroren.

Transpluto

Ob es jenseits von Pluto noch einen oder mehrere weitere Planeten gibt, kann nicht mit Sicherheit gesagt werden.
Restliche ungeklärte Bahnstörungen in der Uranus- und Neptunbahn scheinen allerdings darauf hinzuweisen, ebenso die Existenz einer *transplutonischen Kometenfamilie.* Gelegentlich wurde auch schon ein zweiter Planetoidenring hinter der Neptunbahn vermutet. Bisher haben aber sämtliche Nachforschungen zu keinem Erfolg geführt.

Mond im Skorpion – Astrologisches

Steht dein Mond im Skorpion, bist du faszinierend, was vor allem auf deine erotische Ausstrahlung zurückzuführen ist.
Immer bist du in Extremen zu Hause, dein Leben ist voller Abwechslung. Du fühlst dich zu Geheimnissen und okkulten Wissenschaften hingezogen. Auch in der Liebe wagst du dich auf unsicheres Terrain vor – willst alle Gefühlsbereiche erleben, ihnen auf den Grund gehen und sie voll auskosten.
Meistens gibt es irgend etwas, daß du bekämpfen mußt. Diese Kämpfe werden in subtilen philosophischen Bereichen ausgetragen und finden in deinem impulsiven Temperament ihren Ausdruck.
Oft manifestiert sich Macht des Skorpionmondes in starken Heilkräften. In diesem Mond gesammelte Heilkräuter sind besonders wirksam!
Deine familiäre Situation ist instabil und du neigst dazu, nachtragend zu sein. Verletzungen kannst du nicht vergessen und der Wunsch nach Rache wohnt jahrelang in deinem Herzen.

Yogaübungen zu Mond im Skorpion

An diesen Tagen solltest du dich während der Schwangerschaft vor jeder Anstrengung schützen, ganz besonders dann, wenn der Mond zunimmt.

Die Beckenschaukel

Die folgenden Übungen beruhen auf einer Entdeckung Wilhelm Reichs auf dem Gebiet der bioenergetischen Therapie. Er hat herausgefunden, daß sich Energieblockaden als Verspannungen im Becken und in der Beckenbodenmuskulatur manifestieren. Durch schaukelnde Bewegungen können diese Verspannungen aufgespürt und gelöst werden. In der Schwangerschaft machen wir sie ganz sanft, ohne laute Mitbeteiligung der Stimme und über einen relativ kurzen Zeitraum.

Abwärtsführende Beckenschaukel

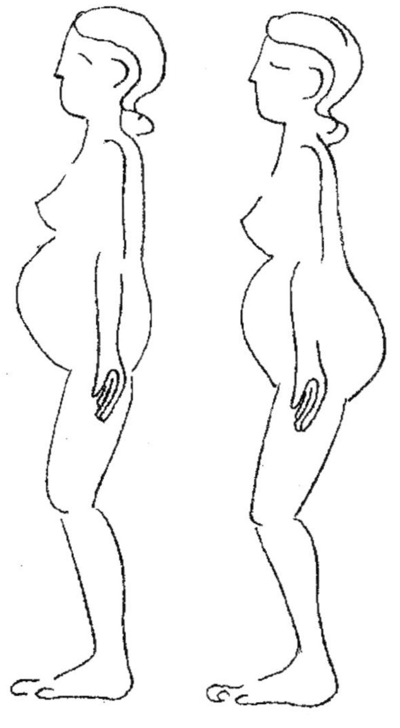

a. Ausgangshaltung – *Baum,* Knie leicht gebeugt, Rücken aufrecht und gerade. Beginne, dein Becken sanft vor- und zurückzuschaukeln, stell dir dabei einen Ball vor, der sanft hin und her rollt.

b. **Einatmen** – hol dein Becken nach vorne, ohne die Beckenmuskeln anzuspannen, auch die Gesäßmuskeln sollten sich nur ganz leicht zusammenziehen.

c. **Ausatmen** – laß dein Becken zurücksinken und entspanne Oberschenkel, Gesäß- und Beckenmuskulatur. Stell dir vor, hinter dir stünde ein Sessel, auf den du dich setzen wolltest. Das Abwärtssinken des Beckens soll kein aktives Tun, sondern ein passives Sinkenlassen sein. Während des Abwärtssinken deines Beckens atmest du durch den Mund mit einem leisen Seufzer aus.

d. Übe solange es dir angenehm ist, dann hol dein Becken in die Mitte und spüre nach.
Vielleicht hast du Lust, die abwärtsführende Beckenschaukel während der Wehen anzuwenden: der **Ausatem** ist dann etwa doppelt solange wie der **Einatem** (Geburtsatem), das seufzende Geräusch kann sich bis zu einem lauten HA-Laut steigern – oder was auch immer an Tönen aus deinem Becken aufsteigt.

Aufwärtsführende Beckenschaukel

Bei der aufwärtsführenden Beckenschaukel ist die Bewegung genau umgekehrt: dein Becken kippt beim Einatmen leicht nach hinten und nach oben, beim Ausatmen fällt es nach vorne und nach unten.

a. Geh in den *Baum,* entspanne die Muskulatur deines Beckenbodens und laß die Arme locker neben dem Körper hängen. Beginne wieder mit einer sanft schaukelnden Beckenbewegung.
b. **Einatmen** – kipp dein Becken zurück.
c. **Ausatmen** – laß das Becken nach vorne sinken, wobei du sämtliche Becken-, Gesäß- und Genitalmuskeln entspannst. Das Nachvornesinken kannst du mit einem sanften Seufzer begleiten. Wendest du die Beckenschaukel während der Wehen an, kann sich der Seufzer zu einem Schrei steigern, je nachdem wie dir gerade zumute ist.
Das Becken sollte sich nicht nach oben und unten bewegen sondern vor und zurück schwingen. Stell dir dein Becken wieder als einen großen Ball vor, der von selbst vor und zurück rollt.

Beckenschaukel zu zweit

Du kannst beide Arten der Beckenschaukeln auch mit einem Partner/ einer Partnerin üben.
Wenn ihr wollt, so schaut euch dabei in die Augen.

Nektarsaugender Schmetterling

a. Du sitzt im *Schmetterling,* die Fußsohlen aneinander gelegt, möglichst nah bei deiner Scheide, der Rücken aufrecht, die Wirbelsäule gerade.

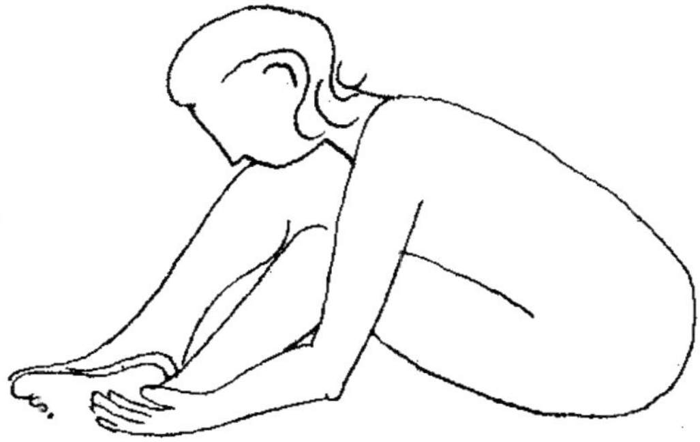

b. Beginne sanft mit den „Flügeln zu schlagen", indem du die Oberschenkel öffnest und wieder schließt. Spüre, daß die Bewegung von deiner Mitte ausgeht und laß deinen Atem dorthin fließen.
c. Die Schmetterlingsflügel breiten sich jetzt ganz ruhig zur Seite, die Schwerkraft zieht deine Knie zum Boden. Spüre einige Atemzüge.
d. Leg die Füße weiter nach vorne, beug beim **Ausatmen** deinen Rücken, die Bewegung geht vom unteren Rücken aus.
e. „Der Schmetterling sitzt auf einer Blume und saugt Nektar." Schließ deine Augen, stell dir eine Blume vor, ihre Farben, rieche ihren Duft.
f. Richte dich wieder auf, zieh die Füße zu dir und spüre nach.

Schmetterling mit PartnerIn

Bei dieser Übung kannst du Blockaden im Becken- und Hüftbereich aufspüren und bewußt daran arbeiten, sie nach und nach zu lösen. Die Frauen sind immer wieder erstaunt, wie offen sich ihr Beckenraum nachher anfühlt.

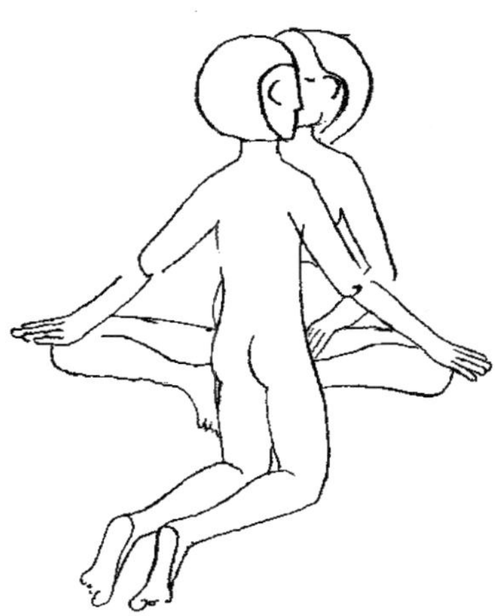

a. *Schmetterlingsgrundhaltung.*
Die Partnerin/der Partner kniet vor dir im Fersensitz und legt die Hände auf deine Knie.
b. Beim **Ausatmen** läßt du als Übende die Beine auseinandersinken, die (der) PartnerIn übt einen sanften Druck auf deine Knie aus, der sich

beim weiteren Ausatmen steigert. Gib zu verstehen, wenn der Druck wieder nachlassen soll. Bleib solange in der Öffnung, wie es dir guttut.

c. Dann nimmt die (der) ParterIn die Hände weg und du genießt die Weite noch einige Atemzüge lang.

Die OM – Atemübung

Der Klang *OM*, der sich vom *A* über das *O* zum *U* und dann zum M schwingt, gilt nach alter Yogatradition als *Urlaut* der Menschheit. Es heißt, daß von den unendlichen Weiten des Universums bis hin zu den kleinsten menschlichen Körperzellen alles mit diesem Klang schwingt.
Wenn du ihn intonierst, wirkt das beruhigend und heilend auf dich und das Baby.
Du wirst außerdem in eine meditative Stimmung versetzt, es ist daher günstig, eine Meditation mit dem *OM* einzustimmen bzw. wieder zu beenden.

a. Spüre den Klang *OM* in der Tiefe deines Beckens, die dunklen Räume deines Bauches sind davon erfüllt.
b. Laß zuerst leise, dann immer stimmkräftiger ein volles *A* ertönen; breite dabei die Arme wie die Schwingen eines Vogels zu beiden Seiten.
c. Langsam geht das *A* in ein *O* über, das deinen Brustraum erfüllt und weitet. Leg dabei die Hände auf deine Brüste.
d. Deine Stimme intoniert jetzt den Bogen zum *U*, das in die Tiefen deines Beckens fließt, leg die Hände auf den Bauch.
e. Langsam formen deine Lippen das *M*, es erzeugt eine leicht spürbare Vibration deiner Knochen, leg die Hände auf das Gesicht und spüre sie.
f. Wiederhole die Atemübung noch zwei weitere Male und nimm dann die Nachwirkungen des Klanges sowohl in dir selbst als auch in deiner Umgebung wahr.

Beckenbodenkatze

Die *Katze* wird im Kap. *Mond im Steinbock* vorgestellt. Es kommt bei der folgenden Übung das bewußte An- bzw. Entspannen der Muskulatur des Beckenbodens dazu.

a. Ausgangshaltung: *Vierfüßlerstand*
b. Beim **Einatmen** ziehen die Schultern nach hinten, du streckst dein Gesäß mit einer sanften Bewegung nach oben, der Kopf befindet sich in Verlängerung der Wirbelsäule und zieht sie in die Länge. Jetzt ist der Beckenboden ganz weich und locker.
c. **Ausatmen** – du machst einen Katzenbuckel, bist eine wütende, fauchende Katze. Dabei spannst du die Muskulatur deiner Scheide und des Afters kräftig an. (Stell dir vor, daß du dabei Energie für einen möglichen Kampf mit einer anderen Katze sammelst)
d. Übe einige Male im Atemrhythmus.

Beckenbodenübung im Vierfüßler

a. Ausgangshaltung: *Vierfüßler,* Hände unter den Schultern, Knie unter den Hüften.
b. **Einatmen** – strecke ein Bein nach hinten, in eine gedachte Verlängerungslinie der Wirbelsäule. (Hebe das Bein nicht über die Gerade, das würde deinen unteren Rücken belasten). Den Kopf neige ganz leicht in den Nacken.
Der Beckenboden ist locker und weich.
c. **Ausatmen** – hol das Bein mit abgewinkeltem Knie zu deiner Mitte, der Kopf bewegt sich Richtung Brustbein. Dabei spanne den Beckenboden kräftig an.
d. Übe einige Male im Atemrhythmus, dann im Vierfüßler nachspüren.
e. Seitenwechsel.

Hocke mit PartnerIn

Die Hocke fördert die Durchblutung des Beckens und der Beckenorgane und trainiert die Muskelpartien, die du zum Hocken und für die Geburt brauchst.

a. Geh in die *Hocke,* die Fußsohlen sind in Bodenkontakt. Der/die PartnerIn steht mit locker gebeugten Knien vor dir, ihr reicht Euch die Hände.

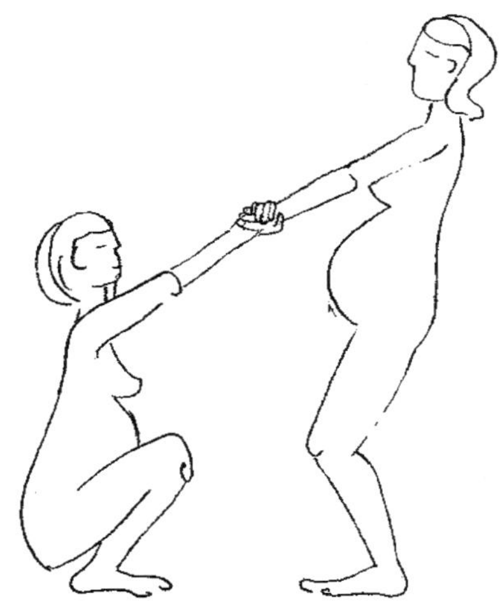

b. Beim **Ausatmen** kommst du hoch in den lockeren Kniestand, der/die andere geht in die Hocke.
c. Übt im Atemrhythmus.
d. Am Ende bleibt jeder längere Zeit in der Hocke, probiert einige Bewegungsmöglichkeiten aus: Beckenkreisen, das Becken nach vorne und nach hinten bewegen ... laß dich dabei gut halten! Mit der Zeit wird das Hocken immer leichter und angenehmer werden.

Du kannst die Übungsserie zum Mond im Skorpion mit der HAM – SO Meditation abschließen und wirst dabei in die Tiefen deines Selbst hinabsinken... *(siehe Kap. Mediationen).*

Mond im Schützen – Jupiter

Serpentauria

Jener sagenumwobene Ort in den Bergen.
Hohe schneebedeckte Gipfel weisen in die Weite des Landes. Ewiges Eis.
Über tausend steinerne Höhen wandern und am Anfang oder am Ende ist Serpentauria.
Die Dörfer, die Städte und die Felder der Ebene sind versunken im Nebel der Vergangenheit.

Imlach hatte sich die Füße wundgelaufen, ihre Schuhe waren beinahe zerfallen, das Leder von Nässe und Schnee hart geworden, doch sie wanderte weiter, immer weiter, über gefrorene Schneefelder, durch schmelzwasserumflutete Täler, weit jenseits der Waldgrenze.
Vom Wind zerzauste, jahrhundertealte Bergkiefern bewuchsen die sanfteren Hänge und zwischen den Felsen sprossen dichte, stachelige Grasbüschel. Bergdohlen zogen kreischend ihre Runden.
Serpentauria, irgendwann werde ich vor deine Mauern treten, denn ich werde erwartet.
Sie wanderte weiter und die Füße trugen sie.
Ich werde eindringen in deine Pracht, werde deine Wunder bestaunen.
Sie überquerte einen Paß im sinkenden Licht des klaren Tages. Die ersten Sterne tauchten aus der tiefdunklen Bläue über ihr.
Mit der Nacht kam die Kälte. Feuchtigkeit stieg aus den Tälern, sie begann trotz der Anstrengung zu frieren.
Da meinte sie die Silhouette eines riesigen Bauwerks zu erkennen, mächtig, unüberwindlich, die schroffen Felsen ringsum überragend.
Erleichtert, beglückt schaute sie hinauf zu den Sternen, sie versprachen die Erfüllung irdischer Wünsche.
Bald hatte sie die Mauern erreicht, riesige grob behauene Blöcke, an deren Oberfläche Spuren von Schiefer im Sternenlicht schimmerten.
Flüsternd formten ihre Lippen ein Wort, sie murmelte einen Namen, den sie irgendwann einmal gehört und seither nicht mehr vergessen konnte: Latakin!
Stille. Lauter drängten die Silben hervor, lauter und fordernder.
Nichts.

Die Mauern waren abweisender als jemals zuvor.
Latakin! schrie es aus ihr.
Kalte Füße im Schnee.
Lauschend spürt sie den Hauch der Gegenwart, saugt sie heran mit einem zischenden Laut.
Und da steht sie donnernd vor ihr – die Meisterin des Ewigen Eises.
Komm und folg mir! Ihre Stimme ist klar, das Echo läßt die Worte durchs Gebirge tanzen.
Von drinnen dringen Gerüche zu ihr – viele von ihnen hat sie niemals gerochen.
Soll ich mehr davon kosten? Ich will mehr, viel mehr.
Leicht wie eine Feder, glatt und weiß folgt Imlach der Gestalt ihrer Träume.
Einen Raum nach dem anderen lassen sie hinter sich, durchschreiten riesige Hallen mit gewölbten Decken, schier endlos.
Der Geruch alter, modernder Wandteppiche.
Der Geruch von Rosenholz.
Der Geruch von sonnenwarmen Wein.
Hier werde ich bleiben für eine Nacht! Jubelnd schlägt die Nachtigall ihres Herzens.
Latakin nimmt Platz am Ende einer unübersehbaren Tafel und weist auch Imlach einen Platz zu.
Beim Eintreten der beiden ist das Lachen, das Stimmengewirr langsam verebbt. Gespannt beobachten alle, was sich ereignen wird.
Latakin füllt ihren Becher mit rubinrotem Wein, hebt ihn hoch und trinkt auf das Wohl der Wanderin:
Was immer du, Wanderin aus weiter Ferne, dir wünschst in dieser Nacht, eines Tages soll es in Erfüllung gehen. So wähle denn mit Bedacht ...
Es erhebt sich beifälliges Gemurmel und auch die anderen trinken auf das Wohl der Weitgereisten.
Imlach läßt es sich erst einmal schmecken und verachtet auch nicht den herbwürzigen Wein ...und erst dann gräbt sie behutsam nach ihren verborgenen Wünschen...

Jupiter - Astronomisches

Dem Schützen wird Jupiter, der weitaus größte Planet unseres Sonnensystems zugeordnet.
Jupiter ist nach Mars der zweite äußere Planet. Er bewegt sich in ungefähr elf Jahren einmal um die Sonne und seine Masse entspricht 318 Erdmassen.

Machen wir zunächst einen kurzen Ausflug in den **interplanetaren** Raum zwischen Mars und Jupiter.
Es ist die Zone der Kleinplaneten, der *Asteroiden* oder *Planetoiden,* deren Gesamtzahl nur geschätzt werden kann.
Wahrscheinlich existieren an die 40.000 Asteroiden, die sich zwischen der Bahn des Jupiter und der des Mars bewegen. Es ist unmöglich, die Gesamtmasse der Planetoiden zu bestimmen, die Angaben schwanken zwischen einem Tausendstel und der Hälfte der Erdmasse. Die Kleinplaneten sind rohe, meist hantelförmige Felsblöcke.
Der größte Asteroid *Ceres* wurde in der Neujahrsnacht 1800/1801 entdeckt, sie hat einen Durchmesser von ca. 740 km.
Es gibt auch Planetoiden, die sich nicht an den Begrenzung durch Mars und Jupiter halten:
Eros bewegt sich weit in das Innere des Planetensystems, überkeuzt die Marsbahn und kommt sogar der Erdbahn auf 22 Mill. km nahe.
Ein besonderer Fall ist *Hermes,* der sich der Erde im Jahre 1937 auf 600.000 km näherte, sein Durchmesser wird auf ca. 1 km geschätzt.
Die Verteilung der Planetoiden ist von Jupiter beeinflußt: Es gibt Entfernungszonen, die deutlich ausgespart sind, nämlich dann, wenn die Umlaufzeit des Kleinplaneten in einem ganzzahligen Verhältnis zur Umlaufzeit Jupiters stehen würde.

Wenden wir uns nun dem *Riesenplaneten* selbst zu.
Mit freiem Auge ist Jupiter ganz deutlich als hell und ruhig strahlender Stern zu sehen. Wenn du ihn einmal erkannt hast, wird er dir in jeder klaren Nacht, in der er sichtbar ist, sofort wieder auffallen.
Jupiter ist schon mit einem kleinen Fernrohr an seiner starken Abplattung und den bänderartigen Strukturen, die parallel zum Äquator verlaufen, zu erkennen. Es handelt sich um das Wolkengebilde seiner dichten Atmosphäre, deren Zusammensetzung von der irdischen Atmosphäre vollkommen abweicht.
Hauptbestandteile sind Wasserstoff und Helium mit Beimengungen von Ammoniak und Methan. Die Temperaturen liegen bei ungefähr −150° C.
Hellere Zonen und dunkle Bänder wechseln einander ab und innerhalb dieser Grundstruktur zeigen sich weitere Einzelheiten: weißliche, graue oder rötliche Flecken, Aus- und Einbuchtungen, Kerben und dunkle Brücken zwischen den Bändern.
Besonders seltsam ist das Verhalten des *Großen Roten Flecks.* Nicht immer war er rot, manchmal schien er grau, gelblich oder sogar weiß. Mitunter verschwand er sogar ganz, das letzte Mal 1944. In den vergangenen Jahren leuchtete er meist außerordentlich kräftig. Der Große Rote Fleck

gehört wohl einer anderen, tieferen Schicht der Atmosphäre an, wo die Rotationszeit aufgrund unterschiedlicher Strömungsverhältnisse abweicht. Vielleicht handelt es sich auch um eine eruptive Zone auf Jupiter.
Der innere Aufbau ist gänzlich anders als der erdähnlicher Planeten. Unter dem gewaltigen Druck der Atmosphäre verflüssigen und verfestigen sich deren Bestandteile in größerer Tiefe. Nur ein kleiner Kern besteht aus Gestein und Metall.
Der Strahlungsgürtel von Jupiter hat mehrere Ursachen: die Temperatur, das starke Magnetfeld und die Strahlungsausbrüche *(Bursts),* die auf elektrische Entladungen zurückzuführen sind.
Jupiter hat vier große Monde *(Io, Europa, Ganymed, Kallisto),* die so hell sind, daß sie mit freiem Auge sichtbar sein müßten, wenn sie nicht so dicht bei dem stark leuchtenden Jupiter stünden. Du kannst sie allerdings mit einem Feldstecher sehen.
Es gibt noch weitere Jupitertrabanten, die allerdings wesentlich kleiner sind.
Io, Europa und Ganymed haben wahrscheinlich eine eigene Atmosphäre.

Mond im Schützen – Astrologisches

Steht dein Mond im feurigen Zeichen des Schützen, bist du eine Idealistin in jeder Hinsicht. Für deine Überzeugungen trittst du bedingungslos ein und wanderst mit deinen Ideen durch die Welt. Du neigst dazu, die Menschen mit denen du lebst, zu idealisieren. Das kann manchmal zu Enttäuschungen führen, besonders wenn der Alltag Einzug in die Beziehungen hält. Dein Drang nach Freiheit und Unabhängigkeit ist nicht zu bremsen. Allzuviel Regelmäßigkeit, gleichgültig ob im Beruf oder in der Liebe – kannst du nur schwer ertragen. Im Großen und Ganzen bist du durch und durch gutwillig und hast immer das Beste für deine Mitmenschen im Sinn. Du liebst es, von Leuten umgeben zu sein, die an deinen Lippen hängen und dich bewundern. Immer begeistert, immer auf der Suche nach Neuem, gestaltest du dein Leben abwechslungsreich und interessant.
Ein Gedanke, der die Qualität des Schützemondes in dir zum Schwingen und zur Ausbreitung bringt: „Meine Utopien sind mächtig und erfüllen mein Leben mit ihrer gestaltenden Kraft."

Yogaübungen zu Mond im Schützen

Der Schützemond wirkt auf die Hüfte, das Becken, das Kreuzbein und die Oberschenkelknochen. Du kannst an diesen Tagen viel für deinen Ischias und die Venen tun.
Die folgenden Übungen fördern deine Fähigkeit, das Bedürfnis nach Raum und Ausdehnung zu begreifen, du sollst dir den Platz nehmen, den du brauchst.

Auraübung

Grundhaltung: *Baum.* Die Verbindung zur Erde spüren. Stell dir vor, daß dein Atem die Wirbelsäule hinauf- und hinunterfließt. Stell dir deine *Aura* vor, jenen Energiemantel, der dich einhüllt, begrenzt und gleichzeitig mit dem Raum um dich herum verbindet. Beginne, die Ausdehnung deiner Aura mit den Handflächen zu ertasten, spüre sie vor dir genauso wie über deinem Kopf, hinter deinem Rücken und sei dir bewußt, daß sie sich auch unterhalb des Bodens fortsetzt.
Nimm die Wärme, die du verbreitest wahr. Eventuell tauchen jetzt Farben vor deinem Inneren Auge auf. Sei aufmerksam und achte darauf, daß die Fußsohlen ihren Platz nicht verlassen. Hast du das Gefühl, die Gesamtheit und die Größe deiner Aura *begriffen* zu haben, begib dich wieder in den Baum und spüre nach.
Laß den **Ausatem** in die Energiekugel rund um deinen materiellen Körper strömen, zieh den **Einatem** aus den Boden zum Wurzelchakra (das Energiezentrum im Bereich des Dammes) über die Wirbelsäule bis hinauf in den Kopf.

Dreieck I

a. Geh in eine angenehme *Grätsche.*
b. Beim **Ausatmen** neige dich zu einer Seite, strecke den rechten Arm nach oben und berühre gleichzeitig den linken Fuß mit der linken Hand.
c. Spüre die Dehnung zwischen deinen Schulterblättern und schau zu deiner rechten Hand, deren Finger sich nach oben strecken.

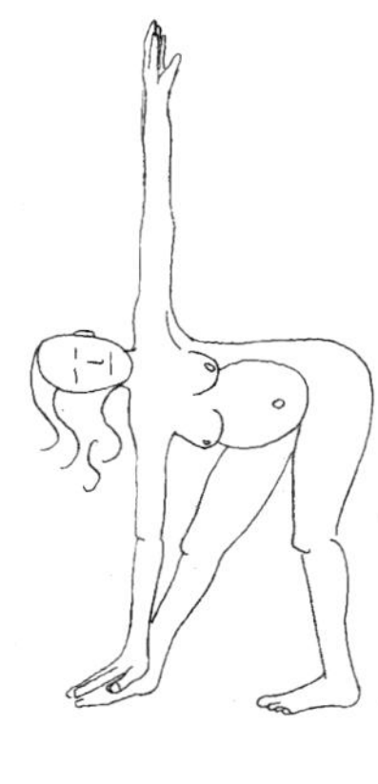

d. Bleib einige Atemzüge lang in dieser Haltung.
e. Aufrichten und nachspüren.
f. Übe zur anderen Seite.

Dreieck II

a. *Grätsche.*
b. Beim **Ausatmen** beugst du den Oberkörper nach vorne, streckst deinen linken Arm nach oben und berührst mit der rechten Hand den linken Fuß. Schau zu den nach oben gestreckten Fingern deiner linken Hand. Die Schulterblätter spürst du weit und offen.

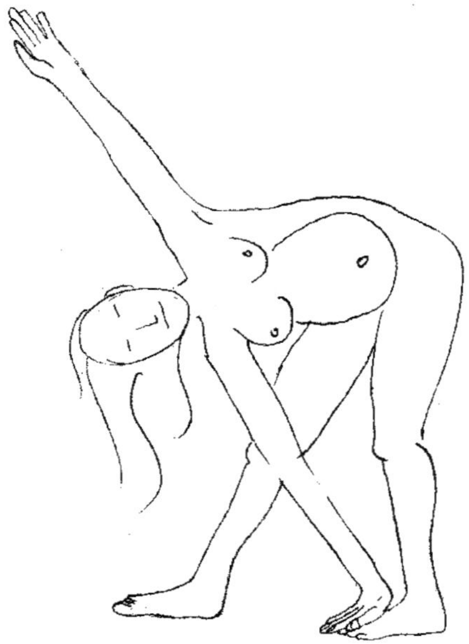

c. Bleib einige Atemzüge lang in dieser Haltung.
d. Aufrichten und nachspüren.
e. Übe zur anderen Seite.

Die Dreieck-Übungen schaffen einen Ausgleich zwischen linker (intuitiver) und rechter (rationaler) Körpersphäre, sie verstärken die Blutzufuhr zum Gehirn und erhöhen die Vitalität und die Balance.

Adler

Der Adler ist eine wunderbare Atemübung, die uns die Weite schneebedeckter Gebirgszüge erahnen läßt. Du fliegst mit der ruhigen, majestätischen Kraft dieses riesigen Raubvogels darüber hinweg und läßt dich von den Strömungen der aus den Tälern aufsteigenden Winde tragen.

a. Ausganghaltung: *Baum.*
b. **Einatmen** – laß deine Arme in einer großzügigen halbkreisförmigen Bewegung über den Kopf schweben.

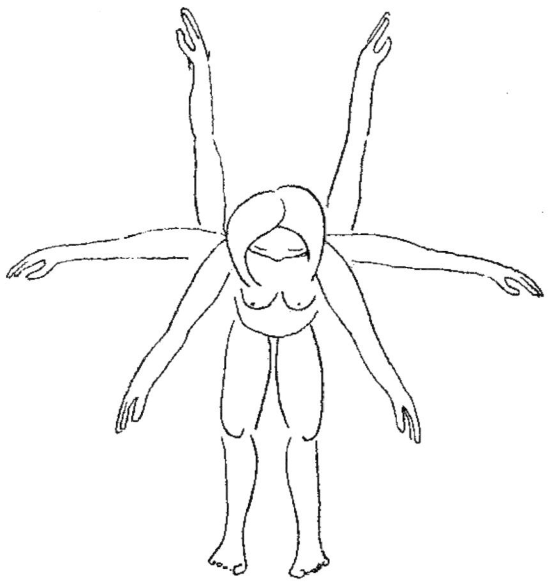

c. **Ausatmen** – beug dich waagrecht nach vorne, die Arme sind ausgestreckt, dein Rücken gerade, der Kopf in Verlängerung der Wirbelsäule.
d. **Einatmen** – öffne die Arme (die Schwingen des Adlers) zur Seite.
e. **Ausatmen** – die Arme sinken lassen.
f. **Einatmen** – richte dich auf, laß die Arme wieder im Halbkreis über den Kopf schweben.
g. **Ausatmen** – die Arme sinken in großen Halbkreisen neben deinen Körper und du stehst im Baum.
h. Wiederhole einige Male und bleib bei dem Bild des Adlers, der sich über die Berglandschaft tragen läßt.

Yogaübung zur Hüftdehnung

a. Du sitzt im *Langsitz,* die Beine im bequemen Abstand auseinander, die Zehen zeigen nach oben, die Hände befinden sich auf den Knien.
b. **Einatmen** – drehe deine Zehenspitzen nach außen in Richtung Boden, der Fuß bleibt gestreckt von der Ferse bis zu den Zehenspitzen.
c. **Ausatmen** – drehe jetzt die Zehen nach innen zueinander.
d. Übe einige Male im Atemrhythmus, spüre die Bewegung der Hüftgelenke und wie die Bewegung in dein Becken hineinwirkt.

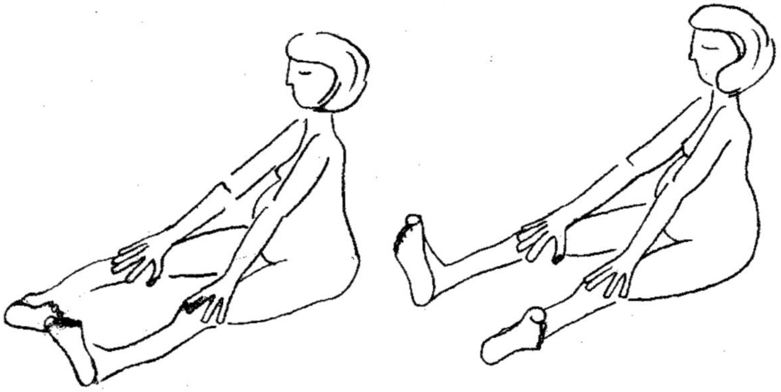

Hüftübung im Fersensitz

a. Du sitzt im *Fersensitz* und kannst, falls das unangenehm sein sollte, einen Polster unter den Rist legen.
b. Breite deine Arme wie die Schwingen eines Vogels zur Seite, spüre die Weite zwischen den Schulterblättern.
c. **Einatmen** – erhebe dich in den Kniestand.
d. **Ausatmen** – setz dich auf die eine Seite neben deine Fersen und laß die Arme sinken.
e. **Einatmen** – in den Kniestand aufrichten, die Arme zur Seite breiten.
f. **Ausatmen** – übe zur anderen Seite.
g. Mach die Übung ein paar Mal im Atemrhythmus.
h. Entspanne im *Kind* (siehe Kap. *Grundhaltungen*) mit übereinandergelegten Fäusten.

Abgewandelte Form der Kuh speziell für die Dehnung der Hüfte I

Für diese beiden *Kühe* brauchst du schon etwas Übung, aber die Auseinandersetzung lohnt sich, du kannst die kraftvolle Ruhe dieser friedlichen Tiere aus der Tiefe deines Beckens aufsteigen lassen und nachempfinden.

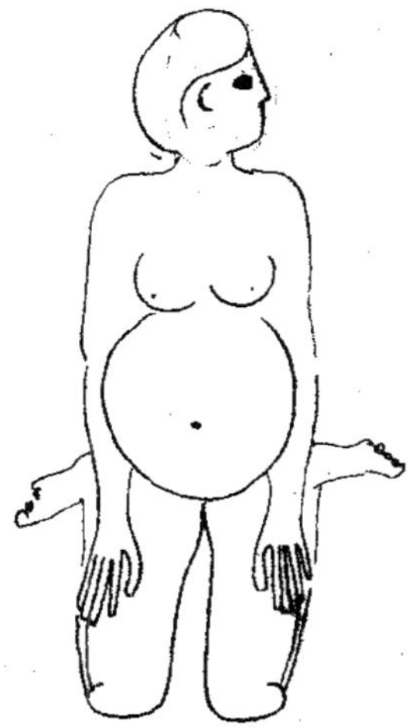

a. Setz dich zwischen deine Unterschenkel und schaukle dich in diesen Sitz hinein, bis du eine gute Verbindung mit dem Boden spürst, leg die Hände auf die Oberschenkel.
b. **Ausatmen** – dreh deinen Kopf zur einen Seite und schau hinter deine Schultern und deinen Rücken.
c. **Einatmen** – der Kopf kommt zur Mitte.
d. **Ausatmen** – schau hinter deine andere Schulter.
e. Übe im Atemrhythmus.
f. Dreh den Kopf zur einen Seite, um einige Atemzüge lange zu sehen, was sich hinter deinem Rücken abspielt.
g. Den Kopf zur Mitte drehen und entspannen.
h. Übe zur anderen Seite.

Form der Kuh für die Dehnung der Hüfte II

Es gibt noch eine andere Art, in der *Kuh* zu sitzen.

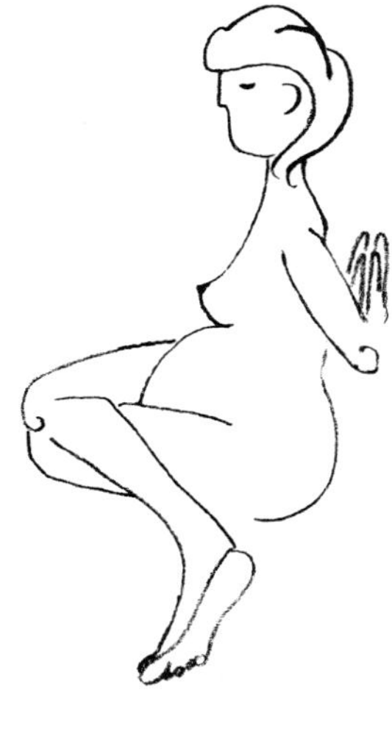

a. Du sitzt auf dem rechten abgewinkelten Bein und kreuzt das linke Bein über dem rechten, es wird ebenfalls abgewinkelt. Diese Haltung wirkt sehr stark auf Becken und Beckenorgane.
b. Falte die Hände hinter dem Rücken, die Schultern ziehen nach hinten und nach unten (achte darauf, daß dein Becken nicht zurück ins Hohlkreuz kippt).
c. Spüre diese Kuh einige Atemzüge lang, leg dann die Hände wieder auf deine Oberschenkel und entspanne.

Kniestand – dynamisch

(Abb. siehe *Kamelvariationen* Kap. *Mond im Stier*)
Diese Übung trainiert die Muskeln der Oberschenkeln und öffnet die Verbindung zwischen Sexual- und Kehlchakra.
Die Energiewirbel, die dabei entstehen, beeinflussen die Kniechakren, die Keimdrüsen, Leber und Milz, die Schilddrüse und die beiden Drüsen im Gehirn (Zirbel- und Hirnanhangdrüse).

a. *Kniestand,* leg die Arme an deinen Körper.
b. **Einatmen** – beuge dich nach hinten, den Kopf neigst du in den Nacken.
c. **Ausatmen** – beuge dich nach vorne, der Kopf bewegt sich Richtung Brustbein.
d. Übe im Atemrhythmus.

Diese Übung ist ziemlich anstrengend, mach sie nicht öfter als höchstens zwanzig Mal (es reichen aber auch schon fünf oder sechs Mal!).

Während der Entspannung kannst du eine Reise zu dem Ort, an dem deine Wünsche erfüllt werden, machen.
Grundhaltung: Entspannungshaltung im Liegen, Beine ausgestreckt, aufgestellt oder Seitenlage.
Spüre den tiefen und ruhigen Fluß deines Atems und laß einen Wunsch in Form eines Gedankens, eines Bildes aus deiner Seele steigen.
Stell dir vor, daß dieser Wunsch in jede deiner Zellen sickert, dich erfüllt bis in die letzte Faser.
Denn so geht er ganz sicher in Erfüllung...
Es ist wichtig, daß du deinen Wunsch/deine Wünsche positiv formulierst: z.B. *Ich wünsche mir Gesundheit.*

Mond im Steinbock – Saturn

Einst wurden zwei Fiedler von einer weißhaarigen Alten gebeten, auf einem Fest zu spielen. Sie wollte ihnen doppelt soviel wie üblich dafür bezahlen. Zunächst sahen sie die kleine, grünberockte Frau mißtrauisch an. Aber Geld ist schließlich über jeden Zweifel erhaben.

Die Alte führte sie auf einen Hügel, stampfte dreimal mit dem rechten Fuß auf, der Hügel öffnete sich, und sie führte die beiden in eine große, hellerleuchtete Halle, die voll von kleinen grünberockten Leuten mit spitzen roten Hüten war.

Die Fiedler geigten die ganze Nacht. Zu essen gab es in Hülle und Fülle und der Wein floß in Strömen. Als der Morgen graute, wurden sie großzügig mit blanken Goldstücken belohnt.

„Vergelt's Gott," dankte einer der Fiedler. Kaum waren die Worte aus seinem Mund, da verlöschten die Lichter, und die beiden fanden sich draußen auf dem Hügel wieder. Sie gingen ins Dorf zurück. Dort aber sah alles anders aus. Die Straßen waren breiter geworden, überall standen Häuser, wo es früher keine gegeben hatte. Doch als sie in die Kirche kamen, sagte der Pfarrer gerade: „Im Namen des Vaters und des Sohnes und des heiligen Geistes..." Da wurde ihr schwer verdientes Geld zu dürrem Laub, und kurz darauf zerfielen sie selber zu Staub. Die eine Nacht im Hügel hatte auf der Erde hundert Jahre gewährt.

Der Mond im Steinbock symbolisiert diese archaischen, vorchristlichen Zeiten und liegt mit dem ihm zugeordneten Planeten Saturn dem Mondzeichen Krebs genau gegenüber. Manche astrologische Deutung geht davon aus, daß Saturn der „Unglücksplanet" sei, das liegt sicher an seinem Bezug zu unserer heidnischen Vergangenheit.

AstrologInnen sagen, der Mond befinde sich im Steinbock in seinem *Exil,* d.h. er kann seine lunaren Kräfte hier nicht gut entfalten.

Saturn symbolisiert die einschränkenden und ordnenden Kräfte, er schafft Strukturen und setzt der *Launenhaftigkeit* des Krebses Grenzen.

Andere Interpretationen saturnalischer Kräfte führen uns auch in die vorpatriarchale Epoche der griechisch-römischen Geschichte.

Saturnus, der Vater von Zeus, wurde in Italien als der Vater des *Goldenen Zeitalters* verehrt, ein Zeitalter, in dem die strikten Regeln des Patriarchats noch unbekannt waren. Daran knüpfen die *Saturnalien,* wilde und

zügellose Feste, deren Kosten von den Herrschenden getragen wurden und in deren Verlauf sämtliche Regeln des Zusammenlebens der Geschlechter und der Klassen außer Kraft gesetzt wurden. Auch heute wird in manchen italienischen Städten die *Freie Nacht* gefeiert.
Feministische Astrologinnen bringen Saturn mit der *Weisen Alten (der Hexe)* in Verbindung.
Die Weise Alte vermittelt uns jenes Wissen, das in jeder Frau jenseits bewußter Seinszustände ruht.
Wir können aber auch einen wissenschaftlichen Zugang zu den Bereichen unseres Unterbewußtseins finden und sprechen dann von den *phyllogenetischen Informationen,* (der Stammesentwicklung) die von einer Generation zur nächsten weitergegeben werden.
In diesem Sinn ist jede Information unseres gesamten Planetensystems (und darüber hinaus) in jeder unserer Zellen gespeichert.
Die Entwicklung reicht zurück bis zum *Urknall* (oder wie immer wir uns die Entstehung des Universums erklären) und wir sind aus den gleichen Elementen wie Mikroben in einem Wassertropfen zusammengesetzt, oder, am anderen Ende der Skala, wie eine Millionen Lichtjahre entfernte Galaxie.

Phyllogenetische Informationen sind uns in Träumen oder in Form von plötzlichen, unerklärlichen Einsichten (der *Intuition*) verfügbar.
Bei der Yogapraxis, dem *Spüren und Entdecken unserer Innenräume,* treten wir mit diesem unerschöpflichen Potential in Verbindung und können es sowohl für die persönliche Entwicklung (die *Ontogenese*) als auch für die Entwicklung der Menschheit in eine Richtung, die das Überleben aller auf der Erde weilenden Wesen sichert, nützen.
Die *körperliche Einflußsphäre* des Steinbockmondes manifestiert sich demgemäß in jenen „Bauelementen" des Körpers, die die Individalität lange Zeit überdauern, das ist das Skelett mit all seinen Elementen: Knochen, Gelenke (Kniegelenke!), Zähne, Finger- und Zehennägel.
Die *Wirbelsäule* hat zwei wichtige Aufgaben, die auf unterschiedlichen Ebenen liegen:
Einerseits ist sie zentrales Stützorgan, andrerseits umschließt sie den Kanal, durch den unsere Energien strömen.
Für diesen Energiefluß und für die einzelnen Energiezentren *(Chakren)* haben schwangere Frauen ein ganz besonders „gutes G'spür", das sie mit *Yoga im Mond* verfeinern und vertiefen können.

Saturn – Astronomisches

Saturn zählt zu den äußeren Planeten unseres Sonnensystems; seine Masse entspricht 95 Erdmassen.
Er bewegt sich in ungefähr dreißig Jahren einmal um die Sonne. Der elementare Aufbau von Saturn weicht ganz stark vom irdischen ab: Hauptbestandteile der Atmosphäre sind Wasserstoff und Helium mit Beimengungen von Ammoniak und Methan.
Die Maximaltemperaturen der Oberfläche liegen bei –170° bis –150° C.
Auch im inneren Aufbau weicht er völlig von den erdähnlichen (inneren) Planeten ab: unter dem gewaltigen Druck der Atmosphäre verflüssigen sich deren Bestandteile in fortschreitender Tiefe.
Nur eine kleiner Kern besteht wahrscheinlich aus Metallelementen und Gestein.
Die Saturnringe, die du mit einem Feldstecher sehen kannst, (es lohnt sich!) wurden bereits im 17. Jhd. von den frühesten Fernrohrastronomen entdeckt, aber zunächst nicht als solche erkannt.
Es handelt sich um ein differenziertes Ringsystem, das sich aus mehreren hundert Einzelringen zusammensetzt. Die Ringe bestehen aus vereisten Gesteinsbrocken von wenigen Zentimetern bis zu mehreren Metern Durchmesser.
Wenn du Saturn mit dem Feldstecher beobachtest, siehst du *einen* beeindruckenden Ring, der sich mit einer bestechend klaren und schönen Exaktheit um den Planeten schwingt.
Saturn hat 23 Monde in den unterschiedlichsten Größen.
Der größte Saturnmond ist *Titan,* er hat einen Durchmesser von ca. 5000 km. Auch ihn kannst du schon mit einem einfachen Fernrohr beobachten und wirst von der Schönheit des Szenarios beeindruckt sein!

Yogaübungen zum Mond im Steinbock

Spiralenzeichnen

a. *Yogasitz,* spüre die Wirbelsäule und die beiden Sitzhöcker. Schaukle zwischen den Sitzhöckern ganz sanft hin und her und finde die Mitte. Nimm den Kopf als Verlängerung der Wirbelsäule wahr.

b. Breite deine Arme zur Seite, indem du sie von den Schulterblättern her öffnest.

c. Zeichne nun Spiralen neben dir in die Luft, laß sie von einem Mittelpunkt ausgehend immer größer werden, ändere dann die Richtung und komm zum Mittelpunkt zurück.
Gib den Spiralen eine oder mehrere Farben, achte auf den ruhigen Fluß deines Atems.

Kniemassage

a. Lehne dich im *Langsitz* gegen eine Wand, leg deine Hände auf die Knie.
b. Beweg deine Kniescheiben nach oben und nach unten, zur Seite. Mach dir die Beweglichkeit dieser Gelenke bewußt.
c. Massiere die Kniescheiben, indem du sie 18 Mal in beide Richtungen umkreist.

Kundalini – Pranayama

Diese Atemübung ist hervorragend geeignet, die Wirbelsäule als zentralen Kanal, durch den unsere Energien strömen, wahrzunehmen.
Kundalini kann mit schöpferischer Sexualkraft oder Schlangenfeuer übersetzt werden. Traditionelle Yogalehren stellen sie als Schlange dar, als schlafende Schlange, die eingerollt am untersten Teil unserer Wirbelsäule ruht. Durch verschiedene Atemübungen, Yogahaltungen und bewußtes Hinspüren können wir Kundalini wecken und sie wird sich durch die sieben Energiezentren das Rückrat hinaufschlängeln.
Wenn sie den Scheitel erreicht, *das Scheitelchakra,* dann ist das eine wunderbare, energiespendende Erfahrung, die schwangere Frauen manchmal schon nach den ersten Spürübungen machen können, da das Potential des Wurzelchakras in dieser Zeit ungeheuer groß ist!

1. Teil
a. Steh im *Baum,* die Beine geschlossen, sie berühren einander. Spann die Muskeln deines Gesäßes an.
b. **Einatmen** – laß deine Arme in einer halbkreisförmigen Bewegung über den Kopf schweben, die Hände berühren sich dort.
c. **Ausatmen** – laß deine Arme wieder sinken.
d. Wiederhole die Übung drei Mal. Die Beine und das Gesäß bleiben dabei angespannt.
e. Entspannen, die Empfindungen im Rücken besonders im Bereich der Wirbelsäule spüren.
f. Wiederhole die Übung ein zweites Mal.

2. Teil

a. Stell die Beine schulterbreit auseinander, die Hände sind in die Seiten gestützt.
b. **Ausatmen** – neige dich zur einen Seite.
c. **Einatmen** – komm zur Mitte.
d. **Ausatmen** – und zur anderen Seite neigen.
e. Schließ die Beine, entspanne dich und spüre die Wirbelsäule.
f. Wiederhole die Übung ein zweites Mal.

3. Teil

a. Schließ die Beine, spann den Po an.
b. **Einatmen** – schwing deine Arme sieben mal in einer großen kreisförmigen Bewegung nach *hinten,*
c. **ausatmen** – die Arme sieben weitere Male nach *hinten* schwingen.
d. Entspannen und die Aufmerksamkeit auf die Wirbelsäule richten.
e. Wiederhole die Übung.

4. Teil

a. Stell die Beine schulterbreit auseinander, stütz die Hände in die Seiten,
b. **einatmen** – beug dich nach hinten,
c. **ausatmen** – beug dich nach vorne,
Wiederhole sieben Mal.
d. Geh in die Ausgangsstellung und spüre nach
e. Wiederhole ein zweites Mal.

5. Teil

a. Die Beine sind geschlossen, spann deinen Po an.
b. **Einatmen** – die Arme über den Kopf schwingen, bis sich die Hände berühren.
c. **Ausatmen** – die Arme wieder sinken lassen.
Zwei Mal wiederholen.
d. Beim dritten Mal, wenn du ausatmest, atme nur bis zur Hälfte aus, laß deine Arme in der Waagrechten, solange es sich gut anfühlt.
e. Atme jetzt ganz aus und laß die Arme sinken.
f. Wiederhole die Übung.

Richte noch einmal die Aufmerksamkeit auf Empfindungen im Bereich der Wirbelsäule: Vielleicht fühlt sich dein Rücken breiter an als normalerweise, vielleicht kannst du jetzt die Wirbelsäule vor deinem Inneren Auge deutlich „sehen“ usw...

Entspannungsübung im Liegen

Leg dich bequem auf den Boden, die Beine aufgestellt oder ausgestreckt. Stell dir deine Wirbelsäule vor, laß sie vor deinem Inneren Auge auftauchen: ihre Gestalt, die Farbe, die einzelnen Wirbelkörper und die Zwischenwirbelscheiben.
Laß deinen Atem die Wirbelsäule hinauf- und hinunterfließen und spüre, wie sich die Bandscheiben beim **Einatmen** ein wenig ausdehnen und beim **Ausatmen** ein klein wenig, nur erahnbar, zurücksinken.

Die Katze

Die Katze regt das ganze System an, erleichtert die Geburt und macht die Wirbelsäule geschmeidig und beweglich.

a. *Vierfüßlerstand* – die Hände schulterbreit, die Knie hüftbreit auseinander auf den Boden legen.
b. **Einatmen** – wölbe deinen Rücken nach oben, wie eine fauchende Katze, das Kinn drückt gegen die Kehle.

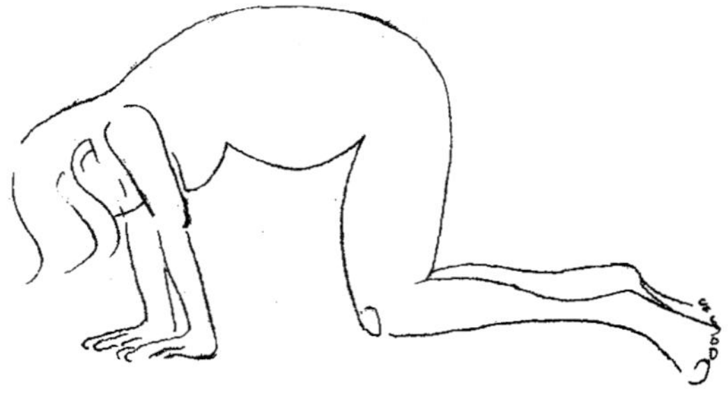

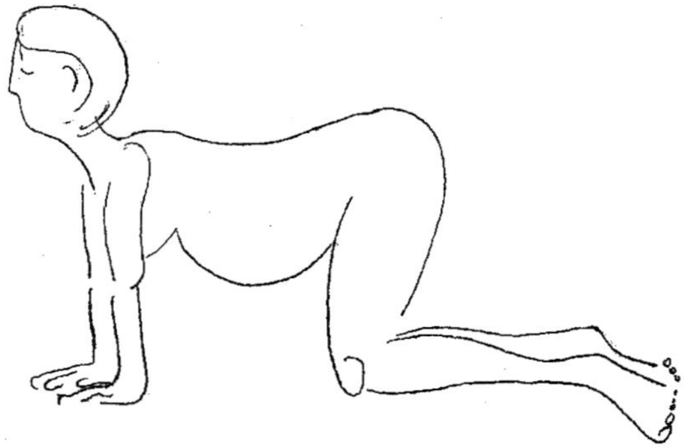

c. **Ausatmen** – mach die Gegenbewegung, indem du den Kopf hebst und den Popo nach oben streckst. Dabei ist es ganz wichtig, *daß die Schultern nach hinten ziehen,* damit der untere Rücken (das Kreuz) nicht belastet wird.
d. Übe einige Male im Atemrhythmus.
e. Nimm jene Haltung der Katze ein, die dir gerade angenehm ist, und spüre einige Atemzüge.

Der Hund

Der Hund streckt und dehnt den ganzen Rücken und ist eine ausgezeichnete Übung, wenn du zu Kreuzschmerzen neigst.

a. *Vierfüßler,* stell deine Zehen auf.

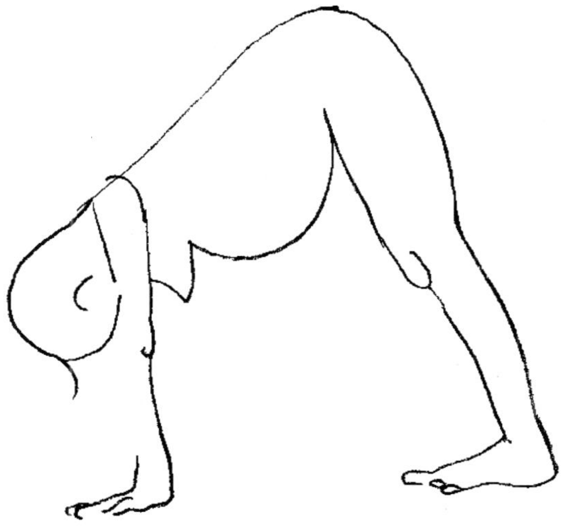

b. **Ausatmen** – laß dich vom Steiß hochziehen, drück deine Schultern ein wenig durch und genieße die Dehnung der Wirbelsäule und die vollkommene Rückenstreckung, die Fußsohlen sind am Boden.

Bleib einige Atemzüge lang im Hund, stell dir einen Hund, eine Hündin vor, die du darstellen möchtest: bist du groß und gutmütig oder wild und bissig, ein schöner Rassehund oder ein fröhlicher Mischling, ein Jagdhund, ein Hirtenhund, ein Schlittenhund...?

Wirbelsäulenmassage zu zweit

Abschließend schlage ich eine Massage der Wirbelsäule vor, die sehr anregend und lustvoll ist und dich gleichzeitig wunderbar entspannt.

a. *Fersensitz,* öffne die Schenkel ein wenig, damit der Bauch gut Platz hat, leg deine Fäuste übereinander auf den Boden und deine Stirn darauf (siehe Grundhaltungen: Kind mit übereinandergelegten Fäusten).
b. Dein Partner oder deine Partnerin kniet hinter dir und massiert dein Kreuzbein drei bis vier Minuten lang mit leichten Schlägen durch die Handkanten.
c. Seine (ihre) Hand streift deine Wirbelsäule vom Kreuzbein bis zur *Medulla oblongata* (die Verbindungsstelle Rückenmark/Gehirn) hinauf, streichelt sanft im Uhrzeigersinn um die Medulla; das Ganze mehrere Male (ungefähr 20 Mal) wiederholen.
d. Er/Sie legt die eine Hand auf dein Kreuzbein, die andere auf deinen Scheitel und spürt den Fluß der Energien.

Wenn ihr Lust habt, könnt ihr jetzt die Rollen tauschen.
Die Massage ist sehr angenehm und nicht nur während der Schwangerschaft zu empfehlen.

Mond im Wassermann – Uranus

Wassermänner

Wohnsitz: Meermänner und Nöcke wohnen im Meer, der Mummel, der Neck und die Nickelmänner in Flüssen und Seen, der Strömkarl unter den Wasserfällen.
Aussehen: Die Meermänner werden viele hundert Jahre alt. Sie sind absonderlich häßlich. Sie haben lange grüne Haare, Altmännerbärte, kleine Schweineaugen und rote Säufernasen in ihren greisen Gesichtern. Die Nickelmänner, die Süßwassergeister, sind im allgemeinen jünger und hübscher anzusehen. Ihr Haar ist blond und lockig, doch haben sie, wie die Meermänner, grüne bleckende Eisenzähne.
Kleidung: Alle Wassermänner tragen wie die Meerfrauen einen roten, mit Federn geschmückten Zweispitz oder eine purpurne Kappe, ohne die sie nicht wieder unter das Wasser tauchen können.
Charakter: Vor allem die häßlichen Meermänner sind gutmütig und gesellig; sie lieben die Menschen und suchen ihre Freundschaft. Sie sind leidenschaftliche Tänzer, spielen meisterhaft Geige und Harfe und singen gerne. Der schöne Strömkarl lockt die Menschen mit dem „Alb-leich", seinem wilden, süßen Tanzlied, zu sich unter das Wasser. Er darf aber nur die ersten zehn Strophen seines Tanzliedes singen; denn die letzte, die elfte Strophe, die dem Nachtgeist gehört, würde Tische und Bänke, Männer und Frauen, Alte und Junge zum Tanzen bringen – und sie könnten nicht mehr ablassen zu tanzen, bis zum St. Nimmerleinstag.
Besonderes: Die Wassermänner können sich in Fische und Pferde verwandeln und wurden in den zoologischen Büchern bis in das 17. Jahrhundert zwischen Fischen und Schalentieren abgebildet; denn man dachte, sie wären Wassertiere.

Mond im Wassermann – Astronomisches

Steht dein Mond im Zeichen des Wassermannes brauchst du Freiheit in jeder Hinsicht.
Du bist tolerant und vielseitig und achtest darauf, daß selbst in innigsten Beziehungen ein distanziertes Element aufrechterhalten wird. Ungebunden-

heit, Reiselust und Spontaneität verbunden mit der Suche nach Einsamkeit machen dich unberechenbar und faszinierend.
Du folgst einem für deine FreundInnen und PartnerInnen undurchschaubaren inneren Plan.
Dein soziales Verhalten ist unkonventionell und auf unverbindliche Weise freundlich und interessiert.
Das luftige Element des Mondes im Wassermann macht dich zu einer leidenschaftlichen Verfechterin gesellschaftlicher Utopien und Neuentwicklungen auf verschiedensten Gebieten.
Deine Kontaktfreudigkeit kommt daher, daß du immer auf der Suche nach Gleichgesinnten bist, schlagfertig und humorvoll, immer reich an neuen Ideen. Nicht zu fassen!

Die *körperliche Einflußsphäre* des Wassermannmondes bezieht sich auf die Unterschenkel, das Sprunggelenk und die Venen. Du kannst in diesen Tagen viel für deine durch die Schwangerschaft beanspruchten Beine tun, probiere es mit den vorgestellten Yogaübungen und laß dir deine Beine nachher mit einer harmonisierenden Ölmischung massieren.
Uranus, der Planet, der sich in die unvorstellbare Tiefe unseres Sonnensystems bewegt und für unser Auge nicht mehr sichtbar ist, symbolisiert die Energie des Mondes im Wassermann...

Die Seele

Die Seele ist alt wie ein Berg
und tief wie das Meer
wild wie das Feuer
und frei wie der Sturm
sie fliegt zum Himmel
und unter den Fels
und niemand kann sie
fangen
niemand festhalten
immer kehrt sie
zurück
und immer kehrt sie zurück

(aus: L. Francia: Drachenzeit)

Uranus – Astronomisches

Uranus gehört zu den äußeren Planeten unseres Sonnensystems. Seine Masse beträgt etwa 15 Erdmassen, die größte Entfernung von der Sonne ca. 3000 Millionen km.
Für die neuzeitliche Astronomie wurde Uranus 1781 entdeckt. Ein Uranusjahr dauert an die 84 Erdenjahre.
Selbst durch große Teleskopfernrohre ist Uranus nur als kleines, grünes Scheibchen zu erkennen. Winzige, gerade noch sichtbare Einzelheiten erinnern an die bandartigen Wolkenstrukturen von Jupiter und Saturn. Es ist auch ein schmales Ringsystem aus dunkler Materie zu sehen.
Die Atmosphäre besteht zum größten Teil aus Wasserstoff. Helium und Methan sind in geringeren Mengen vorhanden. Das Methan verursacht die blaugrüne Färbung von Uranus. An der Wolkenoberfläche herrschen eisige Temperaturen (–210°C).
Uranus besteht in seinem inneren Aufbau aus einem festen Gesteinskern (Temp: ca. 7000°C) und einem dichten Mantel aus gefrorenem und gasförmigen Wasser.
Bis heute wurden 15 Uranustrabanten gefunden. *(Miranda, Ariel, Umbriel, Titania, Oberon...)*

Yogaübungen zum Mond im Wassermann

Atemübung zur Gehirnreinigung

a. *Yogasitz,* spüre den Kontakt zum Boden, die beiden Knochen, auf denen du sitzt, hol dein Becken ein bißchen nach vorne, damit der untere Rücken lang und gerade ist.
Die Wirbelsäule ist aufrecht und gerade, die Schultern sind locker, der Kopf in Verlängerung der Wirbelsäule.
Der Atem fließt ruhig und tief, beim **Einatmen** wird dein Bauch noch größer, noch runder, beim **Ausatmen** sinkt er zurück.
b. Steichle mit den Fingerspitzen vom *Dritten Auge* zum *Kronenchakra* (siehe Kapitel *Die sieben Energiewirbel*).
c. Stell dir nun vor, daß du durch das Dritte Auge **einatmest.**
d. Laß deinen **Ausatem** durch das Kronenchakra aufsteigen.
e. Stell dir vor, du **atmest** jetzt durch das Kronenchakra **ein** und
f. der **Ausatem** strömt durch das Dritte Auge aus.
Wiederhole die Atemübung mehrere Male.

Um die Wirkung der Übung zu verstärken, kannst du den beiden Chakren Farben zuordnen. Entweder du wählst Farben, die dir in den Sinn kommen, oder du schlägst im entsprechenden Kapitel *Die sieben Energiewirbel* nach.
Die Übung ist ideal geeignet, wenn du im Verlauf deiner Schwangerschaft Einschlafprobleme hast. Du kannst das Pranayama natürlich auch im Liegen machen, es vertreibt deine nächtlichen Ängste und Sorgen.
Mehrere Frauen haben mir die schlaffördernde Wirkung bestätigt.
Die folgende Übung lockert die Hals- und Nackenregion, fördert die aufrechte Haltung des Kopfes und stärkt daher das Selbstbewußtsein. (Mangelndes Selbstwertgefühl äußert sich meist auch in Verspannungszuständen des Nackens!)

Halbkreisförmige Bewegung mit dem Kopf

a. *Yogasitz.*
b. **Ausatmen** – laß den Kopf zum Brustbein sinken.
c. **Einatmen** – den Kopf zur einen Schulter im Halbkreisbogen heben.
d. **Ausatmen** – den Kopf zur Mitte sinken lassen.
e. **Einatmen** – heb den Kopf zur anderen Seite.
Wiederhole solange, bis sich dein Nacken weich und angenehm anfühlt.

Das Wiegen des Babys

Diese Übung unterstützt genauso wie das *Beinstrecken* die Venentätigkeit, beugt also der Entstehung von Krampfadern vor und wirkt stark auf die innere Beckenmuskulatur und auf die Eierstöcke.

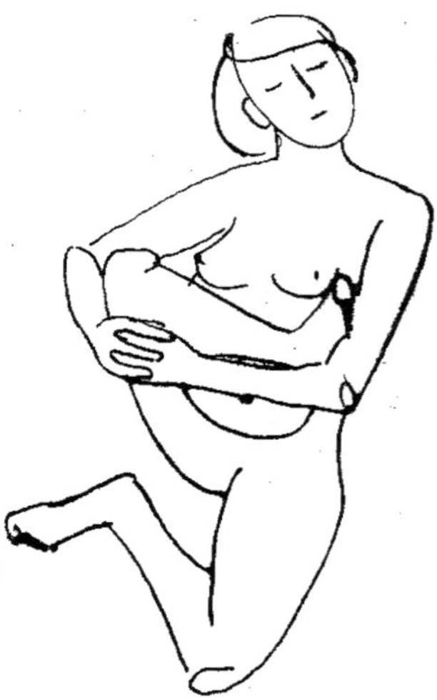

a. Ausgangshaltung: *Schmetterling,* spüre, wie die Schwerkraft deine Knie Richtung Boden zieht (Kap. Grundhaltungen).
b. Nimm ein abgewinkeltes Bein in deine Arme und wiege es wie ein Baby. Spüre die Dehnung im Oberschenkelbereich und im Becken, laß den Eierstock dieser Seite vom Atem umfließen.

Stell dir vor, daß der **Ausatem** jede Spannung in diesem Bereich auflöst und mitnimmt.

c. Kehre in den Schmetterling zurück, spüre die unterschiedlichen Empfindungen in der linken bzw. rechten Körperhälfte.

d. Nimm das andere Bein und wiederhole die Übung.

Beinstrecken

a. *Schmetterling.*

b. **Ausatmen** – nimm deinen Fuß und streck das Bein in die Länge, zieh die Zehen zu dir her, laß den Atem ruhig und tief fließen. Der Rücken bleibt möglichst aufrecht und gerade.

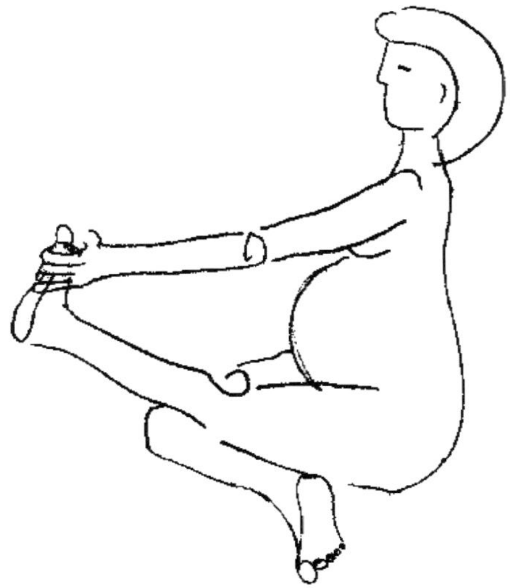

c. **Ausatmen** – in den Schmetterling zurückkehren und nachspüren.

d. Mach die gleiche Übung mit dem anderen Bein.

Die Yogaübungen gegen die Wand entlasten die Beine und die Venen und sind Variationen der sogenannten *Umkehrhaltungen,* die in der Schwangerschaft geübt werden können und vielen Frauen sehr angenehm sind.
Such dir einen Platz an der Wand, an dem du bequem die Beine nach oben ausstrecken bzw. in die Grätsche sinken lassen kannst. Der Popo berührt während all der Übungen die Wand.

Wehensimulationsübung in der Grätsche gegen die Wand

a. Du liegst bei der Wand, die Beine sind nach oben ausgestreckt.
b. **Ausatmen** – laß die Beine in eine weite Grätsche sinken und streich mit den Händen die Spannung von den Oberschenkeln in Richtung Knie aus, dein Atem, besonders der Ausatem, löst die starke Spannung und fließt ganz tief und ruhig.
c. Spüre deine Grenzen,
d. schließ die Beine und entspanne dich vollkommen.
e. Wiederhole die Grätsche ein zweites Mal.

Du kannst bei dieser Übung den *Geburtsatem* anwenden: der **Einatem** fließt durch die Nase, den **Ausatem** läßt du durch den Mund ausströmen, er ist ungefähr doppelt so lang wie der Einatem. Seufze und stöhne beim Ausatmen, mach Geräusche, die die starke Spannung mitnehmen.

Öffnungsschmetterling gegen die Wand

a. Laß deine Beine in den *Schmetterling gegen die Wand* sinken – die Fußsohlen berühren einander.

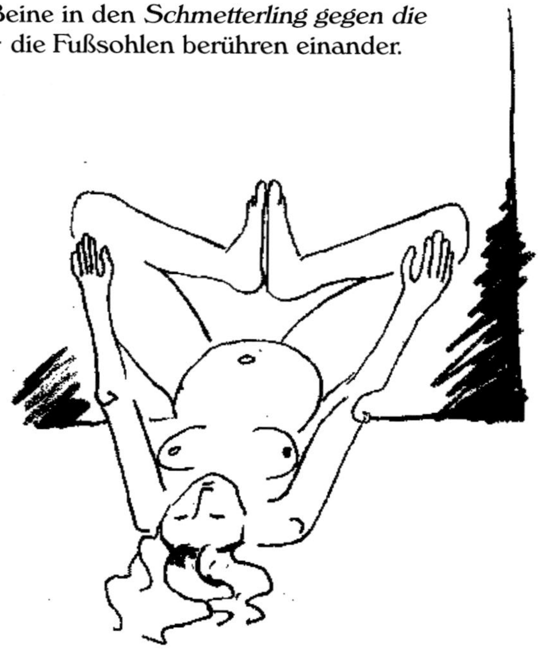

b. Beim **Ausatmen** drücke mit den Händen sanft gegen deine Knie, spüre das Weichwerden im Beckenbereich, stell dir vor, daß deine Scheide aufblüht wie eine Blume, der Druck läßt beim **Einatmen** nicht nach, er steigert sich bei jedem **Ausatmen** solange es sich gut anfühlt.
c. Loslassen und entspannen, im Schmetterling gegen die Wand bleiben.
d. Wiederhole die Übung ein zweites Mal.

Schmetterling gegen die Wand mit verschränkten Händen

a. Die Beine sind in der *Schmetterlingshaltung gegen die Wand,* verschränke die Hände hinter dem Kopf.

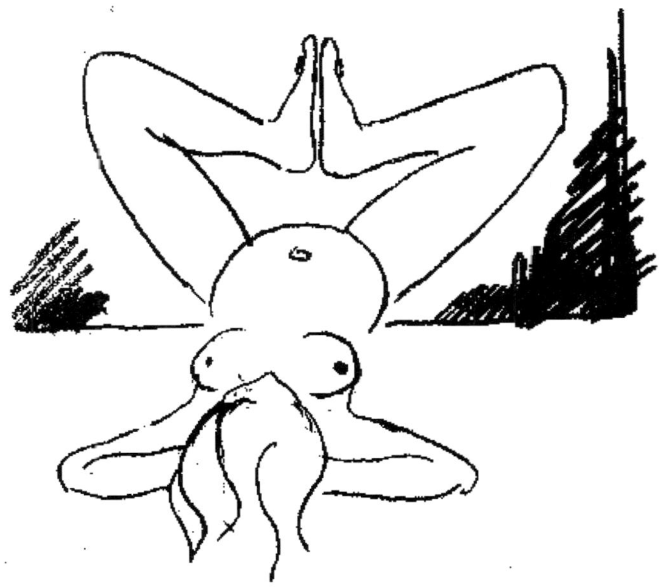

b. Beim **Ausatmen** hebst du den Kopf.
c. Beim **Einatmen** legst du ihn auf den Boden zurück
d. Übe im Atemrhythmus.
e. Bleib ein paar Atemzüge in der Haltung mit hochgehobenem Kopf.
f. Beim **Ausatmen** legst du den Kopf auf den Boden zurück, deine Hände auf den Bauch und entspannst dich.
g. Mach die Übung ein zweites Mal.

Zweiter Schmetterling gegen die Wand mit verschränkten Händen

a. *Schmetterlingshaltung gegen die Wand,* die Hände sind hinter dem Kopf verschränkt.
b. **Ausatmen** – bewege den rechten Ellbogen in Richtung linkes Knie, der linke Arm bleibt am Boden.

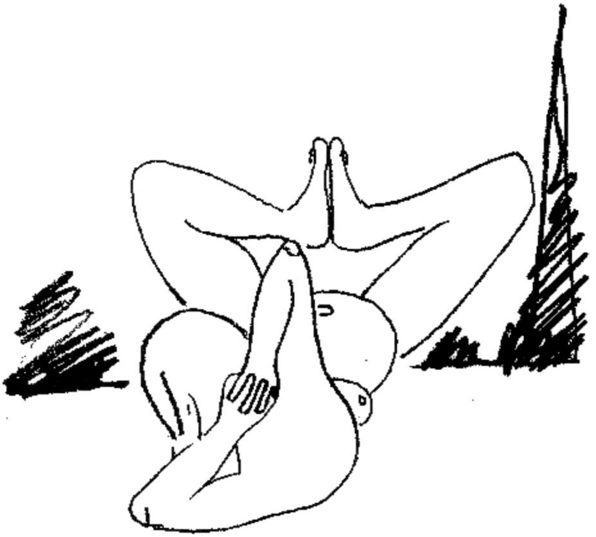

c. **Einatmen** – leg dich auf den Boden zurück.
d. **Ausatmen** – bewege den linken Ellbogen in Richtung rechtes Knie, der rechte Arm bleibt am Boden.
e. Übe im Atemrhythmus.
f. Bleib einige Atemzüge auf der linken bzw. rechten Seite, spüre die leichte Drehung der Wirbelsäule und laß den Atem ruhig und tief fließen.

Schmetterlingsatemübung gegen die Wand

a. *Schmetterlingshaltung gegen die Wand,* eine Hand liegt auf deinem Bauch.
b. **Einatmen** – die Fingerkuppen der anderen Hand streicheln sanft vom *Dritten Auge* (der Bereich zwischen den Augenbrauen) über den Scheitel zum *Kronenchakra* (der empfindliche Punkt kurz vor dem höchsten Punkt des Scheitels).

c. **Ausatmen** – du legst deine Finger wieder auf das Dritte Auge.
d. **Einatmen** – die Hand streift vom Dritten Auge zum Scheitelchakra.
e. Übe einige Male in deinem Atemrhythmus.
f. Leg beide Hände auf deinen Bauch und spüre nach.
g. Wiederhole die *Schmetterlingsatemübung* mit geänderter Handhaltung, die zweite Hand liegt auf einer Stelle deines Körpers, von der du spürst, daß sie gerade viel Zuwendung, Wärme und Energie benötigt.

Nach den Schmetterlingsübungen gegen die Wand rollst du auf eine Seite und entspannst dich. Spüre den Bodenkontakt in der Seitenlage und den Druck, den du beim Einatmen auf den Boden ausübst. Denk an die Größe deiner Lunge: Sie reicht von den Schlüsselbeinen bis zu den untersten Rippenbögen und füllt den gesamten Bereich deines Brustkorbes.
Laß folgenden Ausspruch, der den Freiheitsdrang des Mondes im Wassermann bildhaft darstellt, auf dich wirken:
Meine Freiheit kennt keine Grenzen, auch nicht die eigenen.

Mond in den Fischen – Neptun

Neptun – Astronomisches

Neptun wurde aufgrund der Bahnstörungen, die zu Beginn des 19. Jahrhunderts bei Uranus aufgetreten sind, von zwei französischen Astronomen berechnet.
Seine Masse entspricht ungefähr 17 Erdmassen, er bewegt sich in 165 Jahren einmal um die Sonne.
Einzelheiten können nur mit den allergrößten Instrumenten gerade noch beobachtet werden.
Die Atmosphäre besteht aus Wasserstoff (85%), Helium (13%) und Methan (2%). Neptun erscheint in blaugrünlicher Färbung.
AstronomInnen beobachten verschiedene Wolkenformationen, dunkle Wolken aus Schwefelwasserstoff und Cirruswolken aus Methan.
Der *Große Dunkle Fleck* ist ein antizyklonischer Wirbelsturm.
Die Hauptwolkendecke bewegt sich, von Stürmen getrieben, mit ca. 2000 km/h.
Neptun wird von einem schwachen Ringsystem, das aus vier schmalen Ringen besteht, umgeben.
Bis heute wurden 8 Neptunmonde entdeckt, *Triton* gehört mit 4000 km Durchmesser zu den größten Trabanten und ist mit −235° C der „Kältepol" unseres Sonnensystems.

Der Mond in den Fischen – Astrologisches

Wurdest du mit dem Mond in den Fischen geboren, so bist du überaus sensibel und empfindsam.
Dein Denken wird von Intuition und Ahnungen geleitet. Veränderungen deiner Lebensumstände entsprechen deinem sich ständig wandelnden Gemüt. Du kannst dich leicht anpassen, bist vielseitig aktiv und reagierst mitfühlend und engagiert auf die Gedanken und Emotionen anderer Menschen.
Deine Phantasie kennt keine Grenzen.
Grenzenlos ist auch deine Bereitschaft, dich für andere zu opfern – das Erkennen der eigenen Grenzen ist daher eine wichtige Aufgabe.

Du gehörst zu den Menschen, die wissen, aber nicht wissen, daß sie wissen.

Die körperliche Einflußsphäre des Mondes in den Fischen bezieht sich auf unsere *Füße* (und auf die Hände).
Zu den Füßen gibt es vieles zu schreiben, zu *spüren* und *wahrzunehmen.*
Unsere Füße verbinden uns mit dem Boden, auf dem wir stehen und *gehen* – es gibt verschiedene Möglichkeiten, Erde und Fuß miteinander in Beziehung zu bringen.
Betrachten wir zunächst das *Gehen,* jene Grundform der Bewegung, die wir in unserem ersten Lebensjahr erlernen, durch die wir uns nicht nur fortbewegen sondern auch, nach menschlicher Art, *aufrichten.*
Ich unterscheide zwei grundsätzlich verschiedene Arten des Gehens, je nachdem ob die Energie nach oben, „in die Luft", oder nach unten, „in die Erde" orientiert ist:
Das *luftige Gehen,* wie es für uns Mitteleuropäerinnen üblich ist und das *erdige Gehen,* wie wir es aus dem afrikanischen Kulturkreis kennen.
Das *luftige Gehen* ist darauf ausgerichtet, den Fuß vom Boden wegzuheben und damit die Fortbewegung einzuleiten.
Beim Gehen hebt und senkt sich dein ganzer Körper im Rhythmus der sich vom Boden wegdrückenden Füsse.
Die künstlerische Ausformung des *luftigen Gehens* ist das Ballett, das stark nach oben orientiert ist, denken wir nur an die vielen Tanzbewegungen auf Zehenspitzen.
Beim *luftigen Gehen* steht der Bodenkontakt im Hintergrund und es entspricht in seiner Orientierung unserer Kopfbetontheit.
Das *erdige Gehen* ist nach unten, zum Boden, oder besser noch: in den Boden hinein orientiert.
Du stellst den Fuß, mit dem du dich nach vorne bewegst, zunächst ganz bewußt auf den Boden, stellst dir dabei vor, daß er ein wenig darin versinkt, so als gingest du an einem Sandstrand spazieren.
Einen Fuß setzt du vor den anderen in den weichen Boden *hinein.*
Du wirst bemerken, daß sich deine Hüften im Rhythmus zu wiegen beginnen, während dein Oberkörper relativ ruhig bleibt.
Die Knie sind beim *erdigen Gehen* locker und leicht gebeugt, der Geh-Rhythmus schwingt sich durch deinen ganzen Körper, ohne ihn auf und ab zu bewegen.
Probiere beide Gangarten aus und entscheide, welche sich im Moment besser für dich anfühlt.
Beim *erdigen Gehen* werden wir besser mit der von unten aufsteigenden Energie versorgt, d.h. wir sind besser *geerdet.*

Die locker gebeugten Knie und die Beweglichkeit des Beckens lassen die *Erdenergie* ungebremst aufsteigen.
Das weiche Schwingen des Beckens entlastet zudem die Wirbelsäule.
Für die Schwangerschaft ist es sicher von Vorteil, immer wieder die erdige Gangart einzulegen, dein ganzer Körper wird dadurch entlastet und bei jedem Schritt mit Energie versorgt.
Beim Tanzen kannst du die Wirkung der Erdenergie besonders gut spüren: Tanzt du nach unten, in die Erde hinein, wirst du lange nicht ermüden.
Die Füße nehmen Energie auf und sind, genauso wie unsere Hände, sogenannte *periphere Energiezentren.*
Wenn wir die Handflächen gegeneinander reiben, wird Energie als Wärme spürbar. Es ist nicht so einfach, die Fußsohlen aneinander zu reiben, aber du kannst sie massieren oder sie dir massieren lassen und wirst ihre energetische Aufladung spüren.
Die Füße (und Hände) sind verkleinerte Abbilder unseres ganzen Körpers.
Die große Zehe ist Reflexzone für die Kopfregion, der Mittelfuß reflektiert die Verdauungs- und Ausscheidungsorgane, Ferse und Knöchel sind Bezugszonen für den Beckenraum.
Jeder Punkt unserer Füße (und Hände) entspricht einem Teil unseres Körpers und jede Unbefindlichkeit, jede Krankheit kann am entsprechenden Reflexpunkt mit einer bestimmten Massagetechnik behandelt werden.
Es gibt viele Bücher zum Thema *Fußreflexzonenmassage,* eines davon solltest du dir besorgen.
Auch Babys lieben es, die Hände und Füße massiert zu bekommen, es beruhigt sie und sie fallen dabei leicht in jenen tranceartigen Zustand, den wir als Erwachsene in der Meditation suchen.
Wenn die Kinder älter und ihre Füße größer geworden sind, kannst du auch schon bestimmte Reflexzonen massieren. Ich habe bei meinen beiden Töchtern damit viel Erfolg und sie schätzen es sehr.

Verschiedenen Tierkreiszeichen werden verschiedene Wege des Heilens zugeschrieben. Den Fischen entspricht das Heilen durch energetische Aufladung, z.B. durch Handauflegen, das Heilen mit Kristallen usw.
Ich möchte eine Entspannungstechnik aus dem Kriya-Yoga in leicht abgeänderter Form vorstellen, bei der wir mit dem energetischen Potential der *Liebe zu uns selbst* arbeiten.
Liebe dich selbst, so liebst du deine(n) Nächste(n) von selbst!

Yogaübungen zum Mond in den Fischen

An diesen Tagen hast du eine besonders gute Chance, den Weg zu dir und deinen ureigenen Bedürfnissen auszukundschaften.
Wir Frauen neigen manchmal dazu, uns für andere, für die Kinder, den Partner, die KollegInnnen ...aufzuopfern ohne auf die eigene Kraft und Gesundheit zu achten.

Während der Schwangerschaft mußt du dich dann und wann in die eigene Welt zurückziehen, ins Reich deiner Phantasie hinabtauchen.
Dort schlummern drei unerschöpfliche Kräfte, die dir immer zur Seite stehen, wenn du sie rufst: die Intuition, die Kreativität und die Fähigkeit, dich selbst zu heilen.

Selbstheilungsritual

Das Ritual wird deinen ganzen Körper anregen und jeden Kraftpunkt (Akupunkturpunkt) energetisch aufladen. Die Energieaufnahme bringt dich in einen Zustand tiefer Entspannung, indem du dich zwischen wachem Bewußtsein und Schlaf befindest *(Alphazustand).* In diesem Zustand ist *Autosuggestion* am wirkungsvollsten.

Teil A – Vorbereitung für die Tiefenentspannung, beweg dich langsam und spüre den Fluß der Energie.

a. Du liegst am Rücken, die Handflächen zeigen nach unten.
b. **Einatmen** – heb dein linkes Bein hoch, beim **Ausatmen** legst du es am Boden zurück.
Einatmen – heb dein rechtes Bein, **Ausatmen** – leg es auf den Boden zurück.
Einatmen – heb den linken Arm, **Ausatmen** – leg ihn auf den Boden zurück.
Einatmen – heb den rechten Arm, **Ausatmen** – leg ihn auf den Boden zurück.
c. Wiederhole die Übung ein zweites Mal.
d. Wie fühlt sich das Liegen am Boden jetzt an? Spürst du Unterschiede zu vorhin?

Teil B – Dehnung der Lunge, Streckung der Wirbelsäule.

a. Rückenlage mit ausgestreckten oder aufgestellten Beinen.
Beim Einatmen die Arme über den Kopf schweben lassen, hinter dem Kopf ablegen.
b. Laß in dieser Haltung deinen Atem weiter fließen und streck auch die Zehen, wenn die Beine am Boden liegen.
c. Beim **Ausatmen** läßt du die Arme wieder nach vorne schweben und legst sie neben dich.
d. Spüre den Fluß deines Atems und die Wirbelsäule.
e. Wiederhole den Teil B.

Teil C – Während der Anspannungs- und Entspannungsübungen solltest du auf Folgendes achten (Beim ersten Mal wird es schwierig sein, dich auf alle Punkte zu konzentrieren, doch: Übung macht die Meisterin):
– richte deinen Inneren Blick auf das Dritte Auge
– stell dir vor, daß Energie zum betreffenden angespannten bzw. entspannten Körperteil fließt.

a. Rückenlage mit aufgestellten oder ausgestreckten Beinen, die Arme liegen neben dir.
b. Beim **Einatmen** spannst du den linken Unterschenkel an.
Beim **Ausatmen** entspannst du ihn. (Während du den Blick aufs Dritte Auge richtest und Energie zum linken Unterschenkel fließt.)
c. **Einatmen** – du spannst den rechten Unterschenkel an; beim Ausatmen entspannst du ihn. (Während ...)
d. Linker Oberschenkel,
e. Rechter Oberschenkel,
f. Beckenboden (Scheidenmuskulatur und Afterschließmuskulatur),
g. Brust,
h. Hals,
i. linker Unterarm,
j. rechter Unterarm,
k. linker Oberarm,
l. rechter Oberarm.
m. Beim **Einatmen** preßt du deinen Kopf gegen den Boden, ziehst dein Gesicht zusammen wie ein zerknittertes Stück Papier, beißt die Zähne zusammen.
Beim **Ausatmen** wird das Gesicht, werden die Kiefer ganz weich und von Wärme durchflutet. (Denk auch an den Blick zum Dritten Auge und an den Energiefluß.)

a. Beim **Einatmen** spannst du jenen Körperteil an, von dem du spürst, daß er heilende Energie benötigt. Der Innere Blick bleibt aufs Dritte Auge konzentriert, du spürst den Energiefluß zum angespannten Körperteil.
b. Wiederhole die Übung sooft du möchtest, du kannst die heilende Energie natürlich auch mehreren Körperteilen zukommen lassen.
c. Entspannen und nachspüren.

Fußübung

Diese Übung stärkt das Fußgewölbe, steigert die Durchblutung der Füße und beugt Haltungsschäden vor.

a. Gehe auf den Zehenspitzen – ca. zwanzig Mal.
b. Gehe jetzt auf den Fersen – auch ca. zwanzig Mal.
c. Gehe auf den Außenkanten deiner Füße.
d. Stell dich auf die Fußsohlen, spüre sie in ihrer ganzen Ausdehnung und Breite.

Fisch

Der Fisch löst Spannungen im Rücken und in der Brust, dehnt und kräftigt den Rücken und unterstützt die Blutzufuhr zum Gehirn, öffnet das Herz- und das Kehlchakra.

a. Rückenlage, die Beine sind gestreckt und geschlossen.
b. Leg die Hände unter den Popo, die Handflächen zeigen zum Boden.

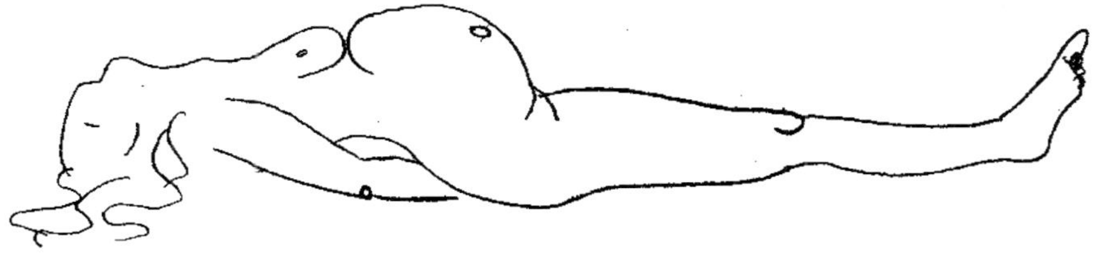

c. Beim **Ausatmen** stützt du dich auf die Unterarme, das Brustbein zieht nach oben, der Kopf sinkt in den Nacken zurück.
Laß deinen Atem fließen.
d. Beim **Ausatmen** legst du dich auf den Boden zurück.
e. Entspanne dich in einer dir angenehmen Haltung.
f. Wiederhole den Fisch ein zweites Mal.

Atemübung: die Welt umarmen und zu sich selbst zurückkehren

a. Ausgangshaltung: *Baum.*
b. **Einatmen** – breite deine Arme zur Seite, mach die Augen weit auf, schau in die Welt.

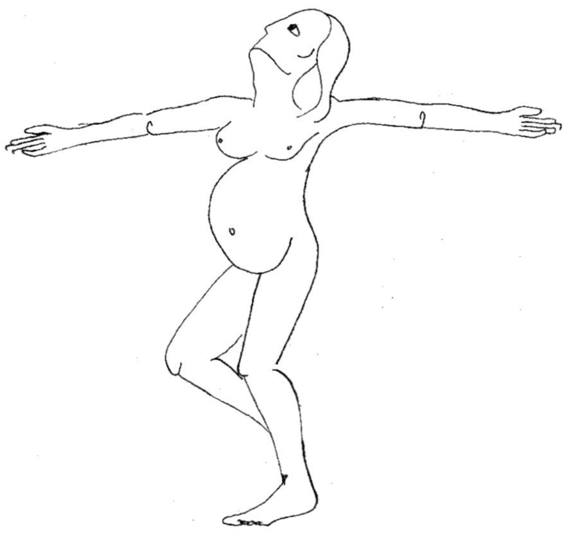

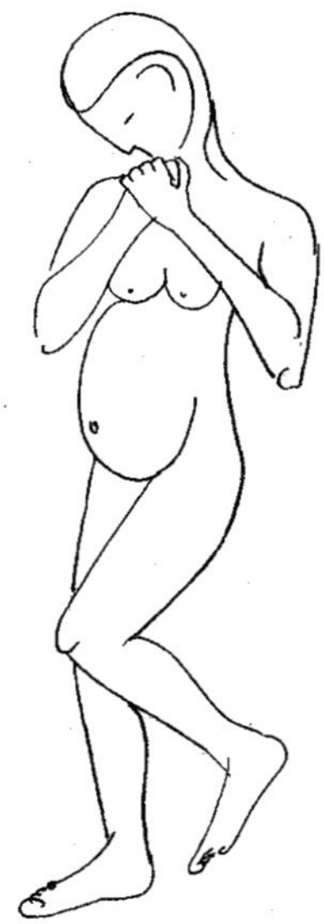

c. **Ausatmen** – du kommst zu dir zurück. Schließ die Augen, nimm deine Arme zum Brustbein und neig deinen Kopf ein wenig nach vorne.
d. Es kommt nun ein sanftes Stampfen mit den Füßen dazu – heb abwechselnd das rechte und das linke Bein. Geh mit der Aufmerksamkeit zu deinen Fußsohlen, die sich mit der Energie der Erde aufladen.
Versinke eine Weile in deinem eigenen Rhythmus.
e. Im Baum nachspüren.

Kaulquappe

Die Kaulquappe kräftigt alle seitlichen Muskeln und dehnt die Wirbelsäule. Sie tonisiert das Nervensystem und vermittelt ein allgemeines Gefühl des Wohlbefindens.

a. *Rückenlage,* falte die Hände über dem Kopf. Winkle die Beine an und lege die Fußsohlen aneinander.

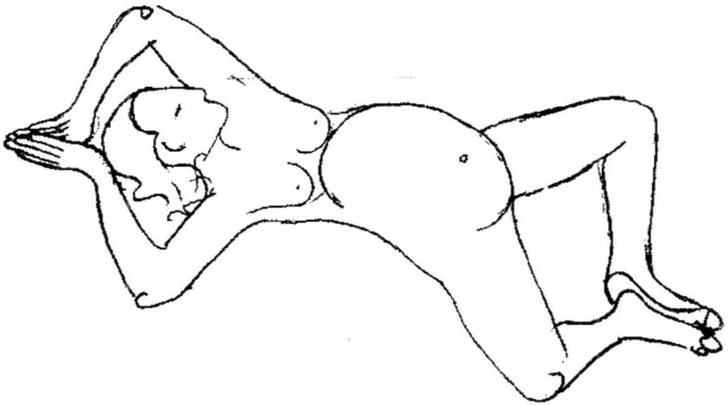

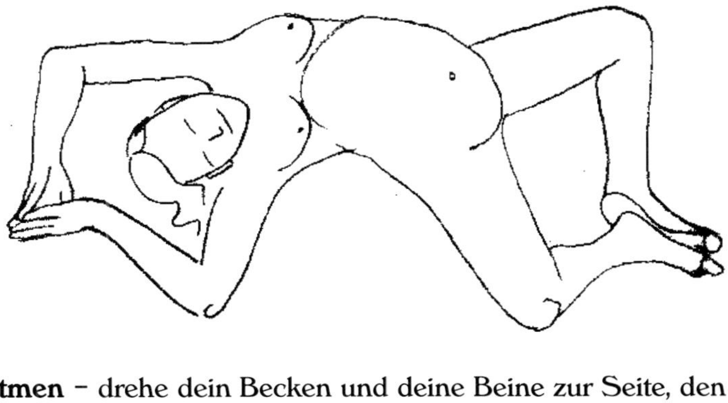

b. **Ausatmen** – drehe dein Becken und deine Beine zur Seite, den Oberkörper zur gleichen Seite.
c. **Einatmen** – komm zur Mittellage.
d. **Ausatmen** – mach die gleiche Bewegung zur anderen Seite.
e. Bleib auf jeder Seite einige tiefe Atemzüge lang, spüre die Dehnung deiner Flanken und die Wirbelsäule.
f. Kehr zurück in die Mittellage, stell eventuell die Beine auf und spüre nach.

Laß dir in der Entspannung die Füße massieren!
Wenn du allein bist, kannst du dich ganz bequem gegen eine Wand lehnen und deine Hände massieren – das hat eine ähnliche Wirkung.
Dein Partner/deine Partnerin nehme ein gutes, kaltgepreßtes Öl, das die Haut nährt. Laß dir jeden Fuß ein paar Minuten lang streichelnd massieren, achte auf deine Empfindungen und gib eventuell Anweisungen wo er/sie sich deinen Füßen ganz speziell zuwenden soll. Nach der Massage entspannst du dich mit warm eingehüllten Füßen mindestens eine halbe Stunde und läßt dich ins Reich deiner Phantasie tragen.

Du kannst die Übungsserie zu den Mond in den Fischen auch mit der *Körperwahrnehmungsmeditation* (S. 37) beschließen und damit dein Selbst-Bewußt-Sein stärken!

Die Yogaübungen und ihre speziellen Wirkungen im Überblick

Yoga im Mond – Grundhaltungen ***17***

Totenstellung (S 17) – Tiefenentspannung.
Kind mit übereinandergelegten Fäusten (S19) – entspannt den Rücken, fördert die Intuition.
Baum (S 21) – entlastet die Wirbelsäule, unterstützt die Verdauung, erdet, fördert eine aufrechte Haltung.
Schmetterling (S 23) – fördert die Durchblutung des Beckens und der Beckenorgane, dehnt den Geburtsweg, löst Verspannungen im Beckenraum.

Yoga im Mond zu jedem Tierkreiszeichen ***24***

Atemübung Apana Vayu (S 24) – stärkt Beckenorgane und Geburtsenergie, wirkt ausgleichend bei Hormonschwankungen im Wochenbett.
Beckenschaukel (S 25) – stärkt Sexualorgane und Blase, beugt einem Vorfall der Gebärmutter vor, trainiert den Beckenboden.
Mondgruß im Stehen (S 26) – kräftigt die innere und äußere Muskulatur des Beckenraumes, trainiert die Muskulatur der Oberschenkel und des Gesäßes, stärkt das Hara (2. Chakra).

Die sieben Energiewirbel ***28***

Spiralenmassage (S 30) – unterstützt die Verdauung, baut Energie im Solar Plexus auf.
Pranayama zur Stärkung des Immunsystems (S 31)
Kleine Brücke (S 34) – stärkt alle Energiezentren, trainiert den Rücken und begradigt die Wirbelsäule, unterstützt die richtige Lage des Babys.

Mond im Widder ***46***

Augenübungen (S 50) – entspannen die Augen und den Sehnerv, helfen bei regelmäßiger Anwendung gegen Fehlsichtigkeit.
Übungen, die das Hara stärken (S 51, 52, 53) – Aufbau von Kraft im Bauch- und Beckenraum, Stärkung der Beckenorgane, Förderung des Selbstbewußtseins *(Das Hara spüren, Der Große Rote Luftballon, Schwalbe, Amazone).*
Hockeatemübung (S 54) – Training der Gebärposition *Hocke,* Kreislaufanregung, Kräftigung des ganzen Systems, Dehnung des Geburtsweges.
Kerzenmeditation (S 55) – reinigt die Atemwege, hilft gegen Erkältungen und Kopfschmerzen, stärkt Konzentrationsfähigkeit und Willenskraft.

Mond im Stier ***56***

Übungen zur Lockerung von Hals und Nacken (S 58, 59, 60) – vorbeugend gegen Störungen der oberen Luftwege, gegen Halsschmerzen, Nackensteife, Kopfschmerzen, för-

dern das Selbstbewußtsein, öffnen das Kehlchakra. *(Ohr- zur Schulterübung, Schnurratem, Summen und Tönen).*
Davonfliegender Schwan (S 60) – fördert Beweglichkeit der Schultergelenke, löst Verspannungen im Schultergürtel und im Brustkorb, dehnt die Lunge.
Kuh (S 60) – dehnt Hals und Nacken, fördert die Durchblutung des Beckens.
Halbe Brücke (S 61) – stärkt Rücken und Wirbelsäule, kreislaufanregend, öffnet das Kehlchakra.
Kamelvariationen (S 62) – Training der Oberschenkelmuskulatur und des Gesäßes, stärkt den Beckenboden und das Wurzelchakra.
Gesichtsmassage (S 62) – entspannt das Gesicht, durchblutungsfördernd, wirkt gegen Faltenbildung.
Schmetterling in Rückenlage & Gefalteter Schmetterling (S 63) – dehnen den Geburtsweg, fördern die Durchblutung der Beckenorgane, trainieren die Hals- und Nackenmuskulatur, bzw. die seitliche Bauchmuskulatur.
Venusatemübung (S 64) – stärkt das Immunsystem, öffnet das Herzchakra und stärkt die Wahrnehmung des Energiekörpers.

Mond in den Zwillingen ***65***

Wirbelnder Merkur (S 68) – anregende Wirkung auf die Zirbeldrüse, daher verjüngende Effekte.
Leuchtender Schädel (S 68) – reinigt Nase und Bronchien, regt Verdauungs- und Ausscheidungsorgane an, belebt das Nervensystem.
Herzbaum (S 69) – öffnet das Kehlchakra und stärkt das Immunsystem.
Vogelflug (S 70) – fördert die Durchblutung des Beckens und der Beckenorgane, macht die Hüftgelenke geschmeidig, dehnt den Blasenmeridian und fördert die Entwässerung.
Schulterkreisen, Schulternheben (S 72) – lockern Hals, Nacken, Schultergelenke.
Elefant (S 72) – dehnt den Schultergürtel, die Flanken und die Lunge.
Pelikan (S 72) – dehnt den Rücken und den Schultergürtel, stärkt das Immunsystem, fördert die Durchblutung des Beckens und der Beckenorgane.
Krähe (S 73) – stärkt Arme und Schultern, dehnt den Geburtsweg und fördert den Gleichgewichtsinn, für Fortgeschrittene!
Lockern und Schütteln der kleinen Gelenke (74) – beugt rheumatischen Beschwerden vor.

Mond im Krebs ***75***

Abwechselnder Nasenlochatem (S 81) – fördert den Ausgleich zwischen linker und rechter Körperhälfte, unterstützt die Nasenatmung (Anregung der Hypophyse), reinigt die Luftwege.
Yogaübung zur Anregung der Lympfzirkulation (S 82).
Krebs (S 83) – fördert den Stoffwechsel, die Durchblutung der Beckenorgane, löst Spannungen im Beckenraum.
Käfer (S 83) – fördert Verdauungs- und Lungentätigkeit.
Mondübungen in der Seitenlage (S 84, 85) – erhöhen die Spannkraft, dehnen den Blasenmeridian (entwässernd), erwärmen Oberschenkel und Gesäß, wirken wohltuend auf den Ischias und fördern die Durchblutung des Beckens *(Tropfen, Halber Mond, Mond in Seitenlage mit Polarstern).*
Palme (S 86) – fördert das körperliche und das seelische Gleichgewicht.

Mond im Löwen ***90***

Sonnengruß (S 93) – erhöht die Vitalität, fördert die Verdauung, den Kreislauf, die Beweglichkeit und die Konzentration.

Der kühlende Atem (S 95) – kühlt überhitzte Organe, unterstützt die Galle, wirkt kühlend auf das gesamte System.
Löwe (S 96) – löst Spannungen und befreit von Aggressionen.
Panther (S 97) – fördert die Koordinationsfähigkeit, festigt die Muskulatur der Oberschenkel und des Gesäßes, fördert die Beweglichkeit des Beckens.
Der Fächer, Akkomodationsübung (S 98) – Entspannung für das Auge und den Sehnerv, unterstützend bei Fehlsichtigkeit.

Mond in der Jungfrau ***101***

Atemübung Drittes Auge – Sonnengeflecht (S 105) – stärkt die Verbindung Kopf/Bauch (Körper/Geist).
Vorwärtsbeuge im Stehen (S 106) – stimuliert Energiewege und Subchakren, dehnt die Lunge und den Schultergürtel.
Edelfrau (S 106) – fördert das Verdauungssystem, unterstützt die richtige Lage des Babys.
Kaninchen (S 107) – erdet, dehnt den Schultergürtel und die Lunge.
Brücke aus dem Langsitz (S 107) – fördert die energetische Verbindung Kopf/Bauch, stärkt die Muskulatur der Arme und des Beckens, macht den Rücken weich und geschmeidig.
Radfahrübungen (S 108) – Kräftigung der äußeren und inneren Beckenmuskulatur, verdauungsunterstützend.
Akkupressur des Gesichts (S 110) – entspannt das Gesicht, gegen Faltenbildung.

Mond in der Waage ***111***

Schälchenatemübung (S 118) – dehnt die Lunge, stärkt die Wahrnehmung des Energiekörpers.
Atemübung der indischen Tempeltänzerinnen (S 118) – lockert Hals und Nacken, fördert die Beweglichkeit der Halswirbelsäule und die Ausdruckskraft der Augen.
Pachimottasana (S 119, 120, 121) – fördern den Stoffwechsel, stärken Ausdauer und Konzentration, gelten als die klassischen „Schönheitsübungen".
Tänzerinnen (S 122, 123) – strecken den Rücken, fördern die Spannkraft und energetisieren das Becken und die Beckenorgane.
Gleichgewichtsbaum, Nadelbaum, Herzbaum (S 124, 125) – fördern das körperliche und das seelische Gleichgewicht und eine aufrechte Haltung.

Mond im Skorpion ***126***

Beckenschaukel, aufwärtsführende und abwärtsführende (S 129, 130) – lösen Spannungen und Blockaden des Beckens, der Beckenorgane und des Beckenbodens.
Nektarsaugender Schmetterling, Schmetterling mit PartnerIn (S 130, 131) – aufspüren und lösen von Verspannungen und Energieblockaden im Becken.
OM – Atemübung (S 132) – wirkt heilend und reinigend, beruhigt das Nervensystem.
Beckenbodenkatze, Beckenbodenübung im Vierfüßler (S 132, 133) – Kräftigung der Sexualorgane und des Beckenbodens, machen den Rücken weich und geschmeidig.
Hocke mit PartnerIn (S 133) – fördert die Durchblutung des Beckens, kräftigt den ganzen Körper und dehnt den Geburtsweg.
Ham- So Meditation (S 134) – regt das Nervensystem an, löst verborgene Ängste.

Mond im Schützen ***135***

Auraübung (S 139) – fördert die Wahrnehmung des Energiekörpers.

Dreieck I , Dreieck II (S 139, 140) – erden, fördern den Ausgleich zwischen unseren beiden Körperhälften, verstärken die Blutzufuhr zum Gehirn, erhöhen Vitalität und Balance, dehnen Lunge und Schultergürtel.
Adler (S 141) – vertieft den Atemfluß, fördert die Beweglichkeit und den Kreislauf, vermittelt ein Gefühl von Freiheit und Weite.
Yogaübung zur Hüftdehnung (S 142).
Hüftübung im Fersensitz (S 142) – fördert die Beweglichkeit der Hüfte und öffnet das Herzchakra.
Kühe (S 143) – Hüftdehnung, fördern die Durchblutung des Beckens und der Beckenorgane.
Kniestand, dynamisch (S 144) – Verbindung Sexual –und Kehlchakra, kräftigt die Muskulatur der Oberschenkel und des Gesäßes.

Mond im Steinbock ***145***

Spiralenzeichnen (S 147) – dehnt Schultergürtel und Lunge, stärkt das Immunsystem.
Kniemassage (S 148) – lockert die Kniegelenke.
Kundalini – Pranayama (S 148, 149) – fördert die Wahrnehmung des Energieflusses durch die Chakren, löst Energieblockaden.
Katze (S 150) – regt das ganze System an, erleichtert die Geburt und macht die Wirbelsäule geschmeidig.
Hund (S 151) – dehnt und streckt den Rücken, gegen Kreuzschmerzen
Wirbelsäulenmassage (S 152) – löst Blockaden des Energieflusses.

Mond im Wassermann ***153***

Atemübung zur Gehirnreinigung (S 155) – beruhigt das Nervensystem und den Fluß der Gedanken, im Liegen wirkt sie gegen Einschlafprobleme.
Halbkreisförmige Bewegung mit dem Kopf (S 156) – löst Verspannungen im Hals- und Nackenbereich.
Wiegen des Babys (S 156) – unterstützt die Venentätigkeit und beugt Krampfadern vor, fördert die Durchblutung des Beckens und der Beckenorgane.
Beinstrecken (S 157) – unterstützt die Venenfunktion, dehnt den Blasenmeridian und fördert die Entwässerung, wirkt positiv auf Becken und Beckenorgane.
Wehensimulationsübung, Schmetterlinge gegen die Wand (S 158, 159, 160, 161) – entlasten die Beine, entspannen den Rücken, dehnen den Geburtsweg und fördern die Durchblutung des Beckens.

Mond in den Fischen ***162***

Selbstheilungsritual (S 165) – aktiviert die Selbstheilungskräfte, führt in die Tiefenentspannung.
Fußübung (S 167) – stärkt das Fußgewölbe und beugt Haltungsschäden vor.
Fisch (S 167) – löst Spannungen im Rücken und im Brustkorb, unterstützt die Blutzufuhr zum Gehirn , öffnet Herz- und Kehlchakra.
Die Welt umarmen und zu sich selbst zurückkehren (S 168) – energetisiert das Hara.
Kaulquappe (S 169) – kräftigt alle seitlichen Muskeln, dehnt die Wirbelsäule und tonisiert das Nervensystem.
Körperwahrnehmungsmeditation (S 169) – stärkt das Selbstbewußtsein.

Literaturverzeichnis

Aliti Angelika, *Macht und Magie,* München 1998
Anand Margo, *Tantra oder Die Kunst der sexuellen Ekstase,* München 1995
dtv-Atlas zur Astronomie, München 1974
Francia Luisa, *Drachenzeit,* München 1987
Gebert Helga, *Meermädchen und Wassermänner,* Märchen, Basel 1989
Lacey Louise, *Lunaception,* Berlin 1974
Kroon, Coen van der, Die goldene Fontäne, Köln 1994
Merkatz Brigitte, Debenjak Ural. I., Haus- & Mondkalender 1995, Wien 1994
Ohlig Adelheid, *Luna-Yoga,* München 1991
Pinkola Estes Clarissa, *Die Wolfsfrau,* München 1997
Saraswati Sunyata/Avinasha Bodhi, *Juwel im Lotos Tantrischer Kriya-Yoga,* Freiburg im Breisgau, 1995
Shandler Nina/Michael, *Mit Yoga zur sanften Geburt,* Bern/München 1981
Wettstein Dorothea, *Die Eroberung der Gebärmutter,* Diplomarbeit, Wien 1989
Willfort Richard, *Gesundheit durch Heilkräuter,* Linz 1959
Zimmer Bradley Marion, *Die Nebel von Avalon,* Frankfurt / Main 1987

Stichwortverzeichnis

HEBAMMENZENTRUM

Lazarettgasse 6/2/1
1090 Wien
Tel.: 43-1- 408 80 22
Fax: 43-1- 403 98 77-18
e-mail: freie-hebammen@hebammenzentrum.at

Öffnungszeiten:
Mo – Do: 9.00 – 13.00
Mi: 14.00 – 17.00

HEBAMMENPRAXIS – FÜNFHAUS

Wurmsergasse 39/16, 1150 Wien
Tel.: 43-1-98 55 662

KOSTENLOSE BERATUNGEN

Beratung durch eine Hebamme:

- Familienplanung
- Geburtsvorbereitungskurse
- Feststellung der Schwangerschaft
- Einzelberatung über Schwangerschaft, Geburt, Wochenbett
- Information über verschiedene institutionelle Geburtsmöglichkeiten: Hausgeburt, ambulante Geburt, Klinikgeburt

Migrantinnenberatung
Beratung durch eine Sozialarbeiterin
Beratung durch eine homöopathische Ärztin
Informationsabende mit einer Hebamme

WEITERE ANGEBOTE

Vor der Geburt:

- Geburtsvorbereitungskurse
- Schwangerenturnen
- Cranial-Fluid-Dynamic
- Massagebehandlungen
- Yoga für Schwangere
  Yoga im Mond

Nach der Geburt:

- Wöchnerinnenturnen und Stillgruppe
- Babymassage
- Beckenbodentraining

HEBAMMENZENTRUM * Verein freier Hebammen * HEBAMMENZENTRUM *